CANNABIS MEDICINAL
PARA CÃES E GATOS

TARCÍSIO ALVES BARRETO FILHO

CANNABIS MEDICINAL
PARA CÃES E GATOS

Copyright © Editora Manole Ltda., 2023 por meio de contrato com o autor

Produção editorial: Kiyomi Yamazaki
Projeto gráfico: Departamento Editorial da Editora Manole
Diagramação: Elisabeth Miyuki Fucuda
Ilustrações: Eduardo Borges
Capa e imagem da capa: Iuri Guião

CIP-BRASIL. CATALOGAÇÃO NA PUBLICAÇÃO
SINDICATO NACIONAL DOS EDITORES DE LIVROS, RJ

B262c

Barreto Filho, Tarcísio Alves
    Cannabis medicinal para cães e gatos / Tarcísio Alves Barreto Filho. - 1. ed. -
Santana de Parnaíba [SP] : Manole, 2023.
    192 p. ; 21 cm.

    ISBN 9788520464960

    1. Maconha - Uso terapêutico - Medicina Veterinária. I. Título.

23-84317
                        CDD: 615.7827
                        CDU: 615.32:636.09

Gabriela Faray Ferreira Lopes - Bibliotecária - CRB-7/6643

Todos os direitos reservados.
Nenhuma parte deste livro poderá ser reproduzida,
por qualquer processo, sem a permissão expressa dos editores.
É proibida a reprodução por fotocópia.

A Editora Manole é filiada à ABDR – Associação Brasileira
de Direitos Reprográficos

Edição – 2023
Reimpressão – 2025

Editora Manole Ltda.
Alameda Rio Negro, 967 – cj. 717 – Alphaville
06454-000 – Barueri – SP – Brasil
Fone: (11) 4196-6000
www.manole.com.br | https://atendimento.manole.com.br/

Impresso no Brasil
Printed in Brazil

Sobre o autor

Tarcísio Alves Barreto Filho

Médico-veterinário

Mestre em Biotecnologia da Saúde pela Universidade Potiguar (UNP)

Especialista em Ciências Morfológicas pela Universidade Federal do Rio Grande do Norte (UFRN)

Formado em Neurociência do Comportamento pela Pontifícia Universidade Católica do Rio Grande do Sul (PUCRS)

Formado em Neurociências pelo Instituto Albert Einstein-SP

Professor de Pós-graduação em *Cannabis* Medicinal

Coordenador da Pós-graduação em Longevidade Animal pela Escola Paulista de Medicina Veterinária (EPMVet)

Autor do livro *O segredo da longevidade*

Sumário

Prefácio ix

Apresentação xiii

1. Introdução à leitura canábica 1
2. *Cannabis* medicinal para animais de estimação: droga ou remédio? 5
3. Neurociência da *cannabis*: aspectos neurobiológicos em animais 20
4. A importância do tecido glial para a biossíntese dos endocanabinoides caninos e felinos 42
5. Terapêutica da *cannabis* em cães e gatos 61
6. *Cannabis* no controle da dor canina 72
7. Uso da *cannabis* medicinal no tratamento da epilepsia em animais 90
8. O que esperar da *cannabis* medicinal em pacientes oncológicos na medicina de animais? 107
9. *Cannabis* como terapia ao coronavírus em animais 123
10. Relação das dietas cetogênicas na otimização do sistema endocanabinoide 129
11. Suplemento à base de *hemp seed* 141

vii

viii *Cannabis* medicinal para cães e gatos

12. A contribuição da ciência para a *cannabis* medicinal
    canina e felina 147
13. Administração e cuidados no uso medicinal da
    cannabis em animais 157
14. Trâmites legais para prescrição da *cannabis* para cães
    e gatos 168
15. Considerações finais: medicina canabinoide nas
    universidades 171

Índice remissivo 176

Durante o processo de edição desta obra, foram tomados todos os cuidados para as-segurar a publicação de informações técnicas, precisas e atualizadas conforme lei, normas e regras de órgãos de classe aplicáveis à matéria, incluindo códigos de ética, bem como sobre práticas geralmente aceitas pela comunidade acadêmica e/ou técni-ca, segundo a experiência do autor da obra, pesquisa científica e dados existentes até a data da publicação. As linhas de pesquisa ou de argumentação do autor, assim como suas opiniões, não são necessariamente as da Editora, de modo que esta não pode ser responsabilizada por quaisquer erros ou omissões desta obra que sirvam de apoio à prática profissional do leitor.

Do mesmo modo, foram empregados todos os esforços para garantir a proteção dos direitos de autor envolvidos na obra, inclusive quanto às obras de terceiros, imagens e ilustrações aqui reproduzidas. Caso algum autor se sinta prejudicado, favor entrar em contato com a Editora.

Finalmente, cabe orientar o leitor que a citação de passagens da obra com o objetivo de debate ou exemplificação ou ainda a reprodução de pequenos trechos da obra para uso privado, sem intuito comercial e desde que não prejudique a normal exploração da obra, são, por um lado, permitidas pela Lei de Direitos Autorais, art. 46, incisos II e III. Por outro, a mesma Lei de Direitos Autorais, no art. 29, incisos I, VI e VII, proíbe a reprodução parcial ou integral desta obra, sem prévia autorização, para uso coletivo, bem como o compartilhamento indiscriminado de cópias não autorizadas, inclusive em grupos de grande audiência em redes sociais e aplicativos de mensagens instantâneas. Essa prática prejudica a normal exploração da obra pelo seu autor, ameaçando a edição técnica e universitária de livros científicos e didáticos e a produ-ção de novas obras de qualquer autor.

Prefácio

Foi com alegria e satisfação que aceitei o honroso convite para escrever este prefácio, seja por ser o Dr. Tarcísio Barreto alguém por quem tenho elevada admiração profissional, seja por se tratar de um tema muito especial, que me é caro e que mudou minha vida, mudou minha carreira profissional e me levou de volta à academia como aprendiz e professora. A *cannabis* para uso medicinal é uma ferramenta terapêutica bastante segura e eficaz, revolucionária mesmo, na medicina humana e veterinária, ao mesmo tempo que é apenas o resgate de um saber milenar, mas agora com dados e comprovações científicos cada vez mais fartos e robustos.

Conheci o Dr. Tarcísio em 2019, no evento Animal Health, em São Paulo. Vê-lo falar dessa medicina me inspirou, foi apaixonante! A didática e a facilidade de assimilação, o potencial e os benefícios dessa planta... tanta coisa! Um mundo novo e fantástico se abria para mim. Desde então, não parei mais de estudar o tema canábico, em especial a *cannabis* na medicina veterinária.

Médico-veterinário há 19 anos, o Dr. Tarcísio é também cirurgião-geral, ortopedista e neurocirurgião. Muitos de seus pacientes apresentavam problemas ortopédicos, dermatológicos, oncológicos e comportamentais, frequentemente por consequência dos hábitos alimentares – geralmente apenas alimentos processados, caso das rações –, das castrações sem critérios médicos, do uso excessivo de medicamentos, das vacinas e do alto grau de humanização. A preocupação incessante com a qualidade e a longevidade animal o tirou de sua zona de conforto. Inconformado com esse estado de coisas, o Dr. Tarcísio foi buscar ferramentas técnicas para devolver o bem-estar a seus pacientes, tendo iniciado assim seus estudos em neurociência e naturopatia. Mestre em Biotecnologia da Saúde pela Universidade Potiguar e formado em Neurociência do Comportamento pela PUC do Rio Grande do Sul, Dr. Tarcísio é o primeiro, e até agora o único, médico-veterinário a fazer parte da equipe de pós-graduandos em Neurociência do Instituto Albert Einstein-SP.

Como responsável técnico da Associação Reconstruir, Dr. Tarcísio Barreto viu de perto a melhoria na qualidade de vida de muitas pessoas que usaram a *cannabis* para fins medicinais.

Toda essa experiência é trazida nos 15 capítulos deste livro, nos quais o autor revela, de maneira muito clara e acessível, a magnitude do tratamento com *cannabis*, demonstrando as evidências científicas existentes. A leitura é fácil, agradável e envolvente.

A obra é ancorada em vasta referência bibliográfica. Traz desde um preâmbulo à leitura da *cannabis*, passando pela história da planta e pela diferença entre cânhamo e maconha, até a neurociência aplicada, sua utilização na epilepsia, no câncer e na dor crônica, chegando à influência das dietas cetogênicas na otimização do sistema endocanabinoide canino e felino, além da suplementação com *hemp seed*, dentre outros temas igualmente interessantíssimos.

Trata-se de importante contributo para o conhecimento, seja para o tutor do animal entender o mecanismo de ação da terapia canábica, seja para o estudante de medicina veterinária adquirir conhecimentos que, apesar de essenciais, não raro deixam de ser fornecidos pela instituição de ensino superior, seja, ainda, para o aprimoramento do futuro médico no exercício da sua liberdade profissional, fomentando nele a vontade e a necessidade de ser um prescritor e também um pesquisador.

O leitor verá que a *cannabis* medicinal traz diversos benefícios para a saúde humana e animal, resgatando o verdadeiro bem-estar para o paciente e sua família. A dor crônica, por exemplo, aflige severamente o indivíduo, incapacita, desorienta, gera estresse, deprime, adoece, aniquila sonhos e apequena a dignidade do ser vivente.

Colegas veterinários são cada vez mais abordados por tutores em busca de uma medicina mais personalizada e natural. Muitos deles já são procurados com solicitações de prescrição da terapia canabinoide, matéria que só muito recentemente vem sendo ministrada em pouquíssimas universidades.

Este livro demonstra objetivamente o "segredo" por trás da grande capilaridade do tratamento fitoterápico objeto de seu estudo: o sistema endocanabinoide.

Esse sistema de sinalização está distribuído por todo o organismo dos animais humanos e não humanos (em todos os vertebrados e em alguns invertebrados), sendo o responsável pela homeostasia dos nossos sentidos. Atua também na modulação da dor, da fome, do sono, da temperatura, da memória e de outros sistemas, como o gabaérgico, o glutamatérgico, o opiáceo, o dopaminérgico, o acetilcolinérgico e o seratoninérgico.

O sistema endocanabinoide é inerente à vida, pois participa da implantação do óvulo no ventre da fêmea para gerar um novo ser. Está presente também no leite materno que nutre a cria. Mesmo assim, apesar de ser um sistema componente da fisiologia de muitos organismos, desde a hidra até o ser humano, somente no final do século passado foi "descoberto". Desde então, muito se desvendou acerca de seu funcionamento, e ainda há muitas descobertas pra emergir com o emprego da ciência.

E onde há ciência o preconceito não se sustenta.

Você vai se encantar pelo sistema endocanabinoide, com seus mais de 500 compostos, entre canabinoides, terpenos, flavonoides e vitaminas, todos integrados sinergicamente, somando forças, atuando em "comitiva", o que lhes confere o poder do efeito *entourage*. Abra sua cabeça, seus olhos e seu coração para mergulhar no incrível mundo canábico e experimentar a revolução na medicina veterinária.

Boa leitura!

Dra. Aline Mendes
Coordenadora e professora dos cursos de Medicina
Canabinoide da Unyleya, Famesp, IBRA, VetBr e Unifesp.
Coautora do Tratado de Medicina Canábica.

Apresentação

Diante de tanto desrespeito e injúria ao corpo e à mente dos nossos animais de estimação e, consequentemente, da necessidade de reduzir as dores crônicas dos meus pacientes da ortopedia e da neurologia, tive que me aprofundar, como alternativa, na endocanabinologia e, em seguida, na fitocanabinologia veterinária, sempre tentando minimizar os diversos efeitos colaterais dos fármacos alopáticos.

E assim continuei o resgate fisiológico, por uma vida animal mais longa e saudável, sem tantos remédios geralmente prescritos para os nossos cães e gatos domésticos. Para isso, tive que intervir na nutrologia, hormonologia e metabologia animal, buscando entender em que ponto erramos e como poderíamos recuperar a fisiologia animal, focando mais na saúde do que na patologia.

Vários cães e gatos no mundo se alimentam de forma inadequada, com dietas industrializadas, ricas em carboidratos vegetais, sendo castrados de maneira precoce, com baixo estímulo físico, permitindo maior susceptibilidade aos gatilhos inflamatórios crônicos, principalmente subclínicos. Grande parte das patologias, encontradas nos animais de estimação, surgem desses processos inflamatórios crônicos, classificados de subclínicos, incluindo diabetes,

xiii

doenças autoimunes, câncer, obesidade, dermatite, doenças neuro-degenerativas, ortopédicas, imunológicas, entre outras.

Muitos dos tratamentos realizados em animais de estimação apresentam efeitos colaterais e poderiam ser evitados, caso tivéssemos uma medicina preventiva mais desenvolvida e bem utilizada pela classe médica veterinária. A busca por novas alternativas terapêuticas vem crescendo em todo o mundo, com intuito de resolver e amenizar os efeitos indesejáveis das drogas artificiais não biológicas, enquanto, em paralelo, crescem novas filosofias médicas, com base na fisiologia, bioquímica e biofísica do corpo.

Os nossos cães se adaptaram muito bem a esta medicina alternativa envolvendo a *cannabis* medicinal, pois eles possuem receptores específicos no sistema nervoso central e periférico, além de vários outros sistemas, incluindo o digestivo e órgãos anexos, sistema respiratório, imune, musculoesquelético entre outros.

Os nossos animais também produzem maconha endógena, ou seja, biossintetizam sua própria *cannabis*, a partir de fosfolipídios advindos dos alimentos, disparadas das células pós-sinápticas, em direção aos neurônios pré-sinápticos, permitindo maior modulação dos circuitos neuronais, formando um sistema complexo chamado endocanabinoide, distribuído por todo o seu organismo.

A maconha medicinal, vinda do corpo ou da planta, possui uma capacidade ímpar de modular vários sistemas do cérebro e do organismo, incluindo o sistema opiáceo, dopaminérgico, acetilcolinérgico, noradrenérgico, adrenérgico, gabaérgico, serotoninérgico, entre outros, permitindo um melhor funcionamento biológico dos animais e dos homens.

Essa medicina alternativa funciona como um meio orquestrador das alterações internas e externas, promovendo aumento do foco de atenção, melhorando a percepção ao meio ambiente, a sensibilidade aos comandos, aguçando o olfato, a audição, a visão, a memória, enfim, melhorando toda sua saúde mental.

1

Introdução à leitura canábica

Tudo começou por uma necessidade médica. Durante 20 anos como clínico geral, recebendo pacientes caninos e felinos com câncer, obesidade, diabetes, osteoartrite, dores crônicas na coluna vertebral e em articulações móveis como ombro, joelho e coxofemoral, e tendo realizado mais de 22 mil cirurgias, entre elas de tecido mole, ortopédicas, neurológicas e oncológicas, meu intuito era ampliar os conhecimentos estudando o cérebro e o metabolismo dos animais de maneira mais básica, voltada para os princípios fisiológicos, bioquímicos e biofísicos do corpo animal. Assim, surgiu um novo mundo, até então desconhecido: a medicina dos endocanabinoides e dos fitocanabinoides. A partir daí, veio o compromisso com a neurociência, e passei a descobrir o que havia dentro do cérebro dos animais, de modo a compreendê-los com mais profundidade.

Até meados de 2018, falar em *cannabis* medicinal no Brasil era um paradoxo para muitos profissionais da medicina veterinária e humana, uma vez que havia um tabu em prescrever *cannabis* como terapia para pacientes que apresentavam convulsões focais, ou que estavam em tratamento no controle da dor crônica, como adjuvante em terapias contra o câncer e doenças autoimunes. Para muitos, trata-se ainda de um mundo desconhecido, um verdadeiro enigma;

para outros, já se vê como uma verdadeira solução. Esse conhecimento começou a ser apresentado para todos na forma de eventos, como o IV Fórum Delta 9, promovido em junho de 2019. Em anos subsequentes, vieram o V e o VI Fórum Delta 9, eventos que tiveram muita relevância para a prática do médico-veterinário que queria apenas buscar novas saídas ou novas perspectivas terapêuticas para os pacientes da ortopedia e da neurologia.

Foi um divisor de águas, pois toda a base médica aplicada era cirúrgica. Com os conhecimentos da neurociência, foi possível resgatar todo o entendimento neurobiológico dos cães e gatos domésticos. Entender o funcionamento dos circuitos neuronais e de todos os seus sistemas de suporte permite revelar um verdadeiro complemento fisiológico não só do cérebro, mas também de todo o organismo.

Ainda em agosto de 2019, a Drogavet, uma farmácia de manipulação com diversas franquias espalhadas pelo Brasil, lançou mais um "Dia D", quebrando paradigmas na medicina veterinária: o lançamento do canabidiol (CBD) isolado para prescritores veterinários de todo o país. Foi um dos maiores eventos internacionais realizados por uma farmácia de manipulação exclusivamente veterinária já ocorrido em solo brasileiro, e marcou todos os prescritores de *cannabis* medicinal veterinária.

Meses depois do lançamento do CBD isolado para manipulação em farmácia, veio a restrição da Anvisa, proibindo que todo e qualquer produto manipulado que tivesse em sua composição substâncias fitocanábicas pudesse ser prescrito. Nesse caso, as substâncias classificadas como não psicotrópicas, como é o caso do CBD isolado, considerando a Resolução da Diretoria Colegiada – RDC n. 17/2015, da própria Anvisa, têm sua prescrição permitida por médicos para atendimentos de humanos e proibida para uso em animais. A esse respeito, o Projeto de Lei n. 369/2021 autoriza a prescrição dessas substâncias por médicos-veterinários, devidamente regulamentados pelos órgãos competentes, como o Ministério da Agricultura.

Durante os anos de 2019, 2020 e 2021, verificou-se uma jornada de conhecimento acadêmico em todo o Brasil, somada a diversas palestras e cursos espalhados pela América Latina. Nessa direção, o Congresso Internacional Animal Health South America, promovido em outubro de 2019 em São Paulo, além de discutir temáticas importantes, permitiu a apresentação simultânea dos congressistas. Eventos *on-line* e híbridos pós-pandemia da covid-19 permitiram acesso ao fomento e à educação continuada dos jovens profissionais e estudantes de medicina veterinária sobre assuntos de fisiologia endocanabinoide e fitocanabinoide. Por conseguinte, surgiram vários cursos na área da *cannabis* medicinal veterinária, incluindo o I Curso Internacional de Medicina Canábica, oferecido pelo Instituto Bioethicus de Botucatu-SP; o Curso Intensivo de *Cannabis* Medicinal, realizado pela Associação Nacional de Clínicos Veterinários de Pequenos Animais do Estado de São Paulo, evento *on-line* realizado pela Vetcann Colômbia; e a I Semana Latino--Americana de Veterinária Canábica, oferecida pela Sociedade Brasileira de Estudos Canábicos (SBEC).

A medicina veterinária de pequenos animais cresceu muito nos últimos 30 anos, e com ela os tratamentos alternativos, a fim de reduzir os efeitos colaterais das terapias convencionais e os sintomas severos de algumas enfermidades, principalmente as de origem nervosa, muscular, óssea e imunológica.

Surgiu, então, na rotina médica, a acupuntura para animais, integrando a medicina milenar tradicional chinesa no combate ao estresse e à ansiedade, reduzindo dores vertebrais, neuropáticas e musculares, entre outros benefícios.

A ozonioterapia é um tipo de medicina alternativa que vem ganhado muito espaço na medicina de pequenos animais e de equinos, com o intuito de introduzir o ozônio (O_3) no tratamento de enfermidades como artrites, artroses, inflamações diversas e como terapia adjuvante no combate ao câncer. Essa substância pode ser aplicada diretamente na veia ou na pele.

Já a homeopatia aplicada em animais busca restabelecer o equilíbrio energético do corpo, além de combater doenças de caráter físico e psicológico, principalmente a ansiedade animal.

Em relação aos métodos terapêuticos alternativos, a *cannabis* ressurge com a força de uma arte milenar a fim de reduzir os efeitos crônicos das diversas enfermidades que afligem os cães domésticos na clínica médica veterinária, entre elas as de caráter inflamatório, neurodegenerativo e imunológico, atuando também como ansiolítico, analgésico e adjuvante nos tratamentos oncológicos. O uso da *cannabis* medicinal veterinária busca modular todos os sistemas interconectados com o cérebro dos animais de estimação, trazendo benefícios na anti-inflamação e na antioxidação, bem como no controle da dor crônica, da ansiedade, do câncer e das doenças autoimunes.

O objetivo é sempre o equilíbrio do corpo e da mente.

REFERÊNCIAS

1. Agência Nacional de Vigilância Sanitária (Anvisa). Resolução da Diretoria Colegiada – RDC n.. 17, de 6 de maio de 2015. Disponível em: https://bvs-ms.saude.gov.br/bvs/saudelegis/anvisa/2015/rdc0017_06_05_2015.pdf (acesso 17 ago 2022).
2. Amorim R. Avanço da Cannabis no Brasil encontra resistências em múltiplas frentes. Veja. 2020;18. Disponível em: https://veja.abril.com.br/coluna/cannabiz/avanco-da-cannabis-no-brasil-encontra-resistencias-em-multiplas-frentes/ (acesso 17 ago 2022).
3. Brasil. Câmara dos Deputados. Projeto de Lei n. 369/2021, de 10 de fevereiro de 2021. Dispõe sobre a aplicação de "Cannabis sativa" e seus derivados na medicina veterinária. Brasília: Câmara dos Deputados; 2021. Disponível em: https://www.camara.leg.br/proposicoesWeb/fichadetramitacao?idProposicao=2269908 (acesso 17 ago 2022).
4. Hernandez EMM, Rodrigues RMR, Torres TM. Manual de toxicologia clínica: orientações para assistência e vigilância das intoxicações agudas. São Paulo: Secretaria Municipal da Saúde; 2017.

2

Cannabis medicinal para animais de estimação: droga ou remédio?

UM VERDADEIRO PASSEIO PELA MODULAÇÃO NEURONAL EM NÍVEL CELULAR

O uso da *cannabis* medicinal para animais de estimação já é uma realidade em vários países do mundo. A utilização dessa substância para fins terapêuticos em cães vem ajudando a reduzir sintomatologias de paciente epiléticos, além de agir no controle de dores crônicas artropáticas, osteopáticas e na coluna vertebral, minimizando os sinais clínicos de doenças neurodegenerativas. Tem ainda ação de adjuvante ansiolítico, antiemético, antioxidante e anti-inflamatório em pacientes principalmente com enfermidades crônicas que se encontram em tratamento contra o câncer, ou que são portadores de doenças autoimunes e de disfunções metabólicas como o diabetes.

Muitos podem imaginar que as terapias com *cannabis* para cães podem levá-los ao estado de êxtase ou deixá-los viciados, drogados, como acontece com os usuários de fumo, que inalam as substâncias psicoativas em altas concentrações, principalmente com excesso de tetraidrocanabinol (THC) em sua composição. Na verdade, o THC possui excelente ação analgésica e neuroprotetiva

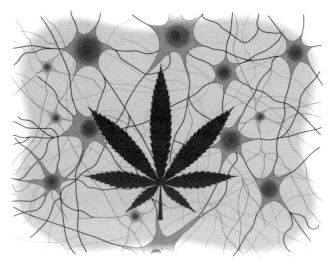

Figura 1 Representação de uma rede neuronal fazendo referência aos fitocanabinoides como moduladores do cérebro.
Fonte: baseada em ilustração de Thais Barreto.

em cães, assim como o canabidiol, que apresenta ação antipsicótica, ou seja, não psicotrópica, além de ação analgésica, quando utilizado para fins medicinais, como terapias alternativas em complemento a fármacos alopáticos ou até mesmo como monoterapia.

Nesse processo, é preciso destacar que uma coisa é utilizar a *cannabis* para fins recreativos, sem um controle de quanto está sendo absorvido pelo organismo, com altas taxas de THC diante de outros canabinoides existentes na erva, entre eles o canabidiol (CBD); outra coisa é usufruir dos benefícios dessas substâncias para amenizar os sintomas das principais patologias que afligem os animais domésticos e os seres humanos, ligando-se a receptores específicos no sistema nervoso central (SNC) e periférico, nos tecidos imunológicos, musculares, ósseos e até em diversas células do corpo. Sentir os efeitos alucinógenos que o THC promove pode até parecer prazeroso, mas tem contraindicações médicas, principalmente em doses excessivas diárias aplicadas em animais jovens ou que já apresentem distúrbios psicóticos. Nesses casos, deve haver mais prescrições de CBD em relação ao THC para esses pacientes. Os usuários humanos, em seus prazerosos momentos de recreação, utilizam-se dessas ervas para alcançar plenitudes momentâneas. Pelas vias aéreas superiores, inalam as substâncias psicoativas, absorvendo, por hematose pulmonar, conteúdos diversos contendo canabinoides em sua composição, principalmente o THC, que lhes conferem aquela sensação de dormência profunda resultado da substância presente nos alvéolos, que percorre o sistema vascular rumo ao SNC, potencializando a larica (fome sem fim) e as desordens neuronais e causando incoordenações motoras e sensações de alegria misturada com prazer eterno.

No que diz respeito ao uso medicinal da *cannabis* em cães, há a plena certeza de que esses animais não precisam utilizar essas substâncias para sentir os efeitos alucinógenos, nem há o risco de um possível vício em relação às substâncias contidas nos extratos, tinturas ou qualquer outra forma de apresentação. A restrição médica e a proibição veterinária em poder utilizar essa alternativa terapêutica necessitam de uma atenção especial por parte da justiça brasileira, dos políticos e da população em geral, pois os animais domésticos, as crianças e os idosos, quando se encontram em situações desfavoráveis diante das enfermidades limitantes, têm por direito constitucional o acesso a qualquer terapia, inclusive a canábica. A dignidade, o conforto e a opção ao acesso deveriam ser os principais pilares do conceito humanitário. Muitos animais sofrem de doenças crônicas inflamatórias, degenerativas, metabólicas, imunológicas e neurológicas. Restringir esse uso ou até mesmo proibir os animais de se tratar pode ser um grande equívoco, um retrocesso diante da medicina veterinária praticada em países desenvolvidos, que já enxergam a medicina canábica como uma excelente e necessária alternativa profissional para animais.

8 *Cannabis medicinal para cães e gatos*

Quanto à ingestão acidental da *cannabis* pelos cães, esse evento tem sido relatado em trabalhos científicos e demonstra ser uma situação tóxica, já que estamos falando da ingestão de um produto medicinal, de forma acidental, que contém excesso de THC em sua composição. Nesse caso, tanto a inalação da fumaça quanto a própria ingestão da planta, com sua flor, promovem concentrações elevadas do princípio ativo psicotrópico da erva, por isso o necessário cuidado diante de uma ingestão excessiva em um único momento.

Os sinais clínicos podem aparecer após 30 ou 60 minutos após a exposição dos cães ao princípio tóxico e têm como sintomatologia depressão, ataxia, midríase, hiperestesia, ptialismo, tremores musculares e incontinência urinária, o que interfere diretamente na cognição, memória, ansiedade e coordenação motora canina (Thomas et al., 2014).

Segundo Magalhães et al., 2013, a forma ativa do canabinoide metabolizado pelo fígado tem afinidade lipídica pelo cérebro e pelas gônadas, sendo excretado pelos rins e eliminado pelas fezes. Em seres humanos, a detecção do metabólito 11-OH-delta-9-THC, que é resultado da conversão do THC pelos pulmões e pelo tecido hepático, ocorre pela análise da urina. No caso dos caninos domésticos, não é possível encontrar esse mesmo metabólito na urina, pois essa espécie tem outra via adicional de betaoxidação que culmina na conversão do THC em 8-OH-delta-9-THC. Portanto, o *kit* laboratorial utilizado na detecção do metabólito urinário humano não poderá ser utilizado para os caninos, devido aos possíveis resultados falsos negativos encontrados, segundo Meola et al., 2012.

Diante de todo o contexto acidental, o prognóstico é bem favorável para aqueles animais que não apresentem sintomas secundários, como pneumonia por aspiração (Donaldson, 2002). Nos EUA, uma sociedade protetiva em favor dos animais, conhecida como ASPCA, registrou em torno de 865 cães, no período de 2008 a 2012, que tiveram acesso acidental a essas substâncias. Grande parte desses animais apresentou quadros de ataxia (61%), seguido de letargia (22%), incontinência urinária (21%), vômitos (17%) e midríase (15%). Esses são sintomas bem semelhantes a quadros de intoxicação (APCC/ASPCA, 2016). Em nenhum dos casos acidentais registrados os pacientes tiveram óbito.

Apesar desses dados, o tratamento medicinal com *cannabis* em cães é bem seguro e não apresenta efeitos colaterais, mesmo utilizando doses altas, nas diferentes finalidades modais terapêuticas. A dose letal (DL50) para cães é de 13 mg/kg de peso vivo, quando administrado de forma venosa. Por via enteral (oral), a dose seria 3 ou 4 vezes maior (Khan, 2016), com exceção da terapia em filhotes, que possuem um sistema endocanabinoide (SEC) em pleno desenvolvimento e não podem receber doses altas dessas substâncias; e dos felinos, que são bem mais sensíveis do que os cães, necessitando receber toda uma atenção especial quando inseridos nesses tipos de terapia alternativa.

Considerando o exposto, para que o tratamento com a *cannabis* medicinal seja introduzido na medicina veterinária, é necessário aprofundar suas aplicações, suas vias metabólicas, seus efeitos clínicos. O conhecimento profundo de seus benefícios, a partir de relatos históricos e científicos, é necessário para conquistar a confiança e estabelecer o uso seguro em pacientes humanos e animais.

Várias são as indicações para o uso da *cannabis* medicinal em cães domésticos. A *cannabis* medicinal fitoterápica age como verdadeiro ansiolítico natural, como neuroprotetor exógeno sem tantos efeitos contralaterais, além de ser importante imunomodulador do sistema imune, com ação anti-inflamatória em vários tecidos, incluindo o próprio sistema nervoso central e periférico. Muitos animais apresentam patologias que se encaixam muito bem nessa terapia fitocanabinoide, já que enfrentam processos inflamatórios crônicos, doenças reumáticas avançadas, tumores severos em estágio avançado de desenvolvimento, alterações de comportamento, hiperatividade, narcolepsia e/ou catalepsias, além das famosas epilepsias refratárias. Aqueles pacientes que apresentam pressão alta, diabetes e diversas patologias respiratórias podem ser beneficiados com a *cannabis* medicinal, já que esta exerce ações nos diversos receptores específicos, reduzindo a pressão sanguínea na modulação insulínica e na broncodilatação dos brônquios, consecutivamente.

Muitos pacientes veterinários no mundo utilizam drogas de uso prolongado, muitas delas com severos efeitos colaterais, de uso restrito, como os opioides, os ansiolíticos, os anti-inflamatórios esteroidais, os imunossupressores, entre outros. Atualmente, o tratamento das artrites imunomediadas em cães é realizado com glicocorticoides, anti-inflamatórios não esteroidais de uso prolongado, azatioprina e ciclosporinas, além de terapias com opiáceos, sempre tentando amenizar sintomas de dor, inflamação e edema e podendo causar no paciente consequências desastrosas e muitas vezes irreversíveis.

A *cannabis* medicinal pode influenciar na redução dos sintomas das doenças, assim como diminuir os efeitos colaterais das drogas utilizadas. Esses mesmos benefícios da *cannabis* poderão auxiliar nos sintomas de várias outras doenças em cães, como artroses, espondiloses vertebrais, dores neuropáticas. Esse uso consegue amenizar as dores somestésicas e neurodegenerativas, reduzindo a velocidade da degeneração, e auxilia na ansiedade como excelente ansiolítico, bem como nos diversos processos inflamatórios crônicos espalhados por todo o corpo e nos cânceres em geral, reduzindo a multiplicação celular maligna.

De alguns anos para cá, muitos paradigmas vêm sendo quebrados na medicina veterinária, e a partir desse entendimento estão sendo apresentados novos modelos terapêuticos, visando sempre ao bem-estar dos animais domésticos. No final de 2018, comecei a tornar públicos os tratamentos realizados com *cannabis* medicinal para cães e gatos na rotina ortopédica e neurológica ambulatorial.

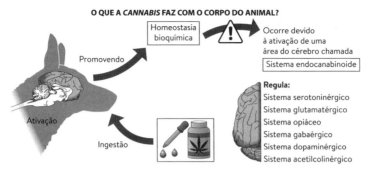

Figura 2 Ação da *cannabis* no corpo do animal.
Fonte: Instituto Tarcísio Barreto.

Algumas evidências clínicas e científicas trouxeram embasamentos técnicos, principalmente depois que os trabalhos comprovaram as ações dos endo e dos fitocanabinoides, com seus receptores nos principais tecidos e células do corpo animal e humano.

A neurociência tem contribuído para o aprofundamento cada vez maior nessa ciência em relação ao funcionamento da substância no cérebro animal e em vários outros tecidos nos quais esses fitocanabinoides atuam no corpo animal. Sua ação ultrapassa a barreira do SNC, podendo atuar nos tecidos e nas células imunológicas, no sistema musculoesquelético e nos tecidos linfoides.

É preciso respeitar a natureza biológica para que seus efeitos contralaterais não revelem consequências indesejáveis e irreversíveis. Focar o que é natural, almejando sempre os menores efeitos adversos, significa, de fato, mergulhar no entendimento físico-químico da biologia animal, buscando alcançar a perfeição na biologia molecular e promovendo, assim, a harmonia tecidual. Como consequência, teremos viáveis sistemas em pleno funcionamento.

O real valor terapêutico para os nossos pacientes será sempre aquele que nos devolve os menores transtornos biológicos, já que estamos interferindo, de alguma maneira, em seu fluxo natural, quando utilizamos substâncias sintéticas e de alto poder antifisiológico. Em face do exposto, entre as mais de 400 substâncias contidas na *cannabis* (*Cannabis sativa*) encontram-se diversos açúcares, aminoácidos, hidrocarbonetos, esteroides, flavonoides, canabinoides, psicoativos delta-9-tetraidrocanabinol (delta-9-THC), canabinol (CBN), canabidinol (CBD) e canabigerol (CBG). Esse medicamento poderá ser administrado por via oral, na forma de petiscos ou de extrato oleoso ou tintura, e ainda pode ser inalado, vaporizado, ou aplicado por uso tópico.

O extrato *full* espectro possui uma associação de vários canabinoides em sua composição, sendo considerado pela ciência a forma mais equilibrada quando se necessita intervir como alternativa terapêutica para os animais e humanos. Isso é defendido pelos neurocientistas, porque o extrato *full* exerce uma ação sinérgica entre todos os canabinoides envolvidos e amplia os efeitos benéficos desse tratamento com as importantes ações antioxidantes, neuroprotetoras, anti-inflamatórias e a potente ação antiepiléptica, segundo Carranza (2012) e Netzahualcoyotzi-Pietra (2009).

Muitos profissionais preferem prescrever o CBD isolado, com baixíssimas concentrações de THC em sua composição, a fim de evitar os efeitos alucinógenos ou a toxicidade das altas concentrações de THC encontradas em alguns extratos adquiridos no mercado negro. Produtos à base de *cannabis* não psicoativos, ricos em CBD, ganharam seu espaço principalmente nos EUA, no Reino Unido e em vários outros da Europa, justamente por não apresentarem efeitos psicotrópicos nos pacientes, mesmo mantendo todos os benefícios diante das inflamações crônicas, da ansiedade e da otimização analgésica.

A prescrição do CBD isolado vem sendo bastante discutida no meio científico, diante de seu poder terapêutico (Pernoncini e Oliveira, 2014; Argueta et al., 2020; Prado et al., 2022; Silva, 2022). Quando administrado de forma isolada, apresenta baixa otimização dos seus efeitos nos pacientes. Os estudos mostram que, quando se combinam, substâncias fitocanabinoides, mesmo que com elevado CBD e reduzido THC, o resultado de sua potencialização é bastante evidenciado, mesmo sabendo que o CBD, oferecido de forma isolada, tem sua importância na modulação da dor, da inflamação e da ansiedade.

Para fins comerciais, o isolamento dessas substâncias foi muito importante no sentido de diminuir os problemas jurídicos e políticos que envolvem os produtos contendo THC. Mas não se pode negar, com base em diversos estudos, os benefícios que o THC traz aos pacientes que buscam essas terapias como alternativas. Precisamos entender que os canabinoides, de forma geral, são importantes substâncias contidas na planta e que sua administração combinada poderá ser a solução terapêutica para evitarmos ou diminuirmos a quantidade de drogas alopáticas que os pacientes estão recebendo nos dias atuais.

A administração exógena da *cannabis* medicinal para os cães domésticos vem crescendo e ocupando seu espaço na saúde animal e entre os próprios médicos-veterinários. O número cada vez mais crescente de animais com doenças autoimunes e neuropáticas – além de hiperatividade, epilepsias de causa desconhecidas, entre outras enfermidades, incluindo o câncer –, e que necessitam recorrer às novas alternativas terapêuticas, mostra o quanto as drogas alopáticas deixam de executar seu papel no combate às doenças. Incorporar essa nova modalidade terapêutica no combate às doenças incuráveis poderá ser o melhor momento das ciências clínicas médicas para contribuir para a saúde dos cães e outros animais domésticos.

Essa terapia milenar pode auxiliar as terapias convencionais sintéticas amenizando os desconfortos dos efeitos colaterais dessas drogas sintéticas nos pacientes caninos. A busca por uma terapia natural, capaz de amenizar os sintomas clínicos que os cães e gatos enfrentam devido à doença, pode colocar o tratamento com *cannabis* como uma das primeiras opções terapêuticas instituídas nos maiores centros veterinários do mundo. Essa escolha dependerá exclusivamente de nós, médicos-veterinários, profissionais capazes e preparados para amenizar os sintomas e efeitos das drogas controladas alopáticas, que a cada ano vêm crescendo, com novas embalagens, combinações e formulações.

Quanto aos pacientes caninos e felinos que já estão se beneficiando com terapias fitocanábicas, é observada uma melhora do quadro clínico em geral em comparação com as terapias tradicionais, com visíveis reduções sintomatológicas, podendo até ser utilizadas como coadjuvantes em terapias alopáticas convencionais. Portanto, a terapia com *cannabis* medicinal, utilizando os fitocanabinoides do cânhamo e das próprias *Cannabis sativa e indica*, podem ser mais uma excelente opção como alternativa na busca pela redução dos efeitos colaterais causados pelas drogas alopáticas utilizadas nos animas de estimação. Isso só é possível devido à presença de vários receptores canábicos que estão envolvidos nessa homeostasia. Nesse processo, além dos receptores do tipo 1 e do tipo 2, temos os GPR55, responsáveis pela divisão e pelo crescimento celular; os receptores GPR18, que agem na programação da morte celular e na resposta imune; e os receptores GPR119, envolvidos no controle da insulina e na ingestão dos alimentos, além de vários outros.

A rede do SEC espalhada por todo o corpo permite um total controle celular neuronal, dos órgãos, da pele, dos ossos, das articulações, da síntese de hormônios, ou seja, do completo funcionamento do organismo. O controle parte do córtex cerebral até uma simples divisão celular que está acontecendo lá no dedo do pé; de uma programada morte celular até sua resposta imune ao agente agressor; da liberação das enzimas digestivas para catalisar a degradação dos alimentos ingeridos para muitos outros benefícios que ainda estão por serem desmistificados.

Cannabis medicinal para animais de estimação: droga ou remédio? 15

O corpo dos cães e gatos é regulado pelo cérebro, que, por sua vez, interliga vários outros sistemas através de uma rede de neurônios espalhada por tecidos viscerais, musculares, ósseos e articulares, orquestrado pelos hormônios endógenos, sendo estes modulados pelo SEC, auxiliando-o nessa grande missão organizacional. Em outras palavras, deve-se enxergar o corpo sob uma ótica holística, integrativa funcional, de modo semelhante a um grande Lego indivisível, que se conecta de forma bioquímica e elétrica com todos os tecidos espalhados pelo corpo e que possui um SEC bem organizado e difundido, que a cada milímetro quadrado de tecido interliga um módulo de funcionamento biológico sem excessos e sem carências.

Para comprovar essa teoria, basta olharmos para um paciente canino ou felino enfermo, necessariamente de uma patologia crônica, que veremos o SEC em ação, na busca pelo reparo e pela regeneração tecidual, atuando diretamente na regulação dos outros sistemas, incluindo o gabaérgico, o acetilcolinérgico, o adrenérgico, o glutamatérgico, o opiáceo, entre outros. Com respeito orgânico, é possível regular o controle da dor, das secreções glandulares, da modulação do bem-estar e do prazer, da ansiedade, da depressão, da demência e das inflamações crônicas persistentes.

O corpo dos animais está interligado ao cérebro através das conexões bioquímicas, incluindo o SEC; e biofísicas, pelos disparos elétricos interneuronais. Um exemplo biofísico quântico nos nossos felinos é o ronronar. A capacidade de gerar frequências quânticas pelo corpo, através da miovibração muscular, com o intuito de regenerar tecidos ou promover a homeostasia do corpo, é um dos artifícios modulatórios conhecidos como frequência vibracional muscular, promotora do equilíbrio tecidual, molecular e celular.

Tecidos musculares dessa espécie animal, assim como os articulares, os ósseos e os linfoides, quando injuriados, recebem um sequencial contínuo, de frequência e comprimento de onda, de

16 *Cannabis* medicinal para cães e gatos

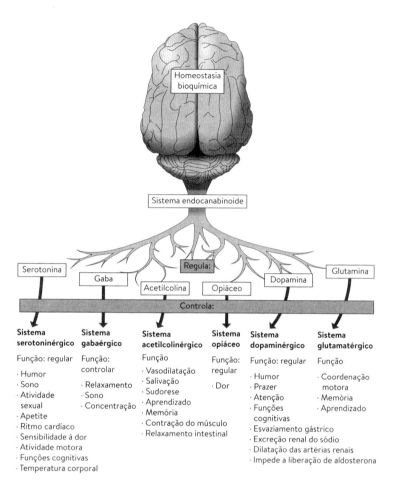

Figura 3 Sistema endocanabinoide.
Fonte: Instituto Tarcísio Barreto.

maneira específica para determinado grau de lesão, permitindo uma rápida recuperação tecidual. Trata-se de um magnífico sistema reconstrutivo. Essa área da física quântica própria dos felinos domésticos pode esclarecer o famoso ditado popular que diz que os "gatos têm sete vidas". A esse respeito, questionamos: será que a bioquímica endocanábica dos felinos converge com a biofísica quântica a fim de regenerar os tecidos e órgãos? O que já sabemos é que os efeitos da *cannabis* endógena (endocanabinoides) e da *cannabis* exógena (fitocanabinoides) atuam diretamente no cérebro deles, regulando todo o seu organismo.

Existe certo sinergismo entre a bioquímica endocanabinoide e a biofísica quântica na busca da homeostasia do organismo; a principal diferença entre essas duas modalidades de equilíbrio orgânico é que, na bioquímica dos endocanabinoides, a regulação é feita de forma química, sendo mais lenta, mas, ao mesmo tempo, contínua, enquanto na biofísica quântica o equilíbrio é adquirido pela emissão de ondas físicas, emitidas com certa frequência, quando necessário. Esta última modalidade é mais rápida e também pode estar presente na vida dos cachorros domésticos.

Muitos perguntam: como age o SEC na ortopedia veterinária? Como o sistema atua em lesões degenerativas osteoarticulares difusas? Nessa direção, muita sinalização cerebral é encontrada nas regiões somestésicas do córtex parietal desses animais. Com isso, o processo de envelhecimento precoce é visto em pacientes com dores crônicas, e a *cannabis* medicinal pode ajudar esses pacientes no controle das dores, reduzindo as inflamações e minimizando os efeitos da doença degenerativa.

No início achávamos que o SEC atuaria apenas em enfermidades muito antigas, mas hoje sabemos que é acionado quando os sinais das injúrias persistem por mais de duas semanas. Muitas lesões teciduais que ultrapassam duas semanas já podem ser consideradas agudo-crônicas, e o SEC inicia seu papel regulatório, na modulação retrógrada, dos sinais químicos persistentes, sinalizada pelos neurotransmissores vindos dos neurônios ascendentes pré--sinápticos.

No caso de uma injúria tecidual persistente, como é o caso de lesões traumáticas osteoarticulares, o organismo aciona o sistema adrenérgico, liberando catecolaminas responsáveis pela preserva-

18 *Cannabis medicinal para cães e gatos*

ção dos tecidos e pela promoção da vasoconstrição periférica e central, incluindo a adrenalina e a noradrenalina. Nesse processo, o SEC é acionado para reduzir os efeitos dessas substâncias na fenda sináptica, sinalizando através dos receptores na célula neuronal anterior e proporcionando menor ação adrenérgica tecidual.

O mesmo processo acontece com o sistema dopaminérgico que, no momento da injúria e poucas horas depois, libera dopamina, no intuito de promover bem-estar e conforto ao paciente. Se a enfermidade persistir, o SEC é acionado para modular essa liberação dopaminérgica no organismo. É o que também ocorre no sistema acetilcolinérgico que, durante um trauma persistente, libera muito neurotransmissor acetilcolina para dentro da fenda interneuronal, que participa hiperestimulando tecidos, secreções e contrações, podendo atrapalhar o processo cicatricial da lesão em questão. O SEC, nesses casos, reduz a liberação desses neurotransmissores, permitindo rápida recuperação da injúria.

Em um momento de injúria tecidual, o SEC pode ser essencial na coordenação e no controle de outros sistemas, minimizando os efeitos destrutivos dos estímulos neurotransmissivos excessivos e permitindo uma rápida e completa restruturação celular, molecular e tecidual. Esses e outros efeitos dos endo e dos fitocanabinoides mostram o quanto a *cannabis* está presente em nosso dia a dia, no cérebro dos animais e dos humanos, e o quanto dependemos e necessitamos de seus benefícios na redução das dores, das inflamações, do equilíbrio emocional, da ansiedade, do sistema imunológico celular e humoral, na promoção do bem-estar psíquico e mental dos animais e do próprio homem.

REFERÊNCIAS

1. APCC/ASPCA: Animal Poison Control Center da American Society for the Prevention of Cruelty to Animals. Disponível em: http://aspcapro.org/animal-poison-controlcenter (acesso 9 mai 2022).

Cannabis medicinal para animais de estimação: droga ou remédio? **19**

2. Argueta DA, Ventura CM, Kiven S, Sagi V, Gupta K. A balanced approach for cannabidiol use in chronic pain. Front Pharmacol. 2020;11:561.

3. Carranza RR. Los productos de Cannabis sativa: situación actual y perspectivas en medicina. Salud Mental. 2012;35(3):247-56.

4. Donaldson CW. Marijuana exposure in animals. Vet Med. 2022;97(6):437-9.

5. Khan SA. Toxicities from illicit and abused drugs. 2006. Disponível em: http://www.merckvetmanual.com/toxicology/toxicities-fromhumandrugs/toxicitiesfrom-illicit-and-abused-drugs (acesso 9 mai 2022).

6. Magalhães SLS, Campolina D, Cardoso MFEC, Andrade Filho A. Plantas e cogumelos venenosos. In: Toxicologia na prática clínica. Belo Horizonte: Folium; 2013. p.543-93.

7. Meola SD, Tearney CC, Haas SA, Hackett TB, Mazzaferro EM. Evaluation of trends in marijuana toxicosis in dogs living in a state with legalized medical marijuana: 125 dogs (2005-2010). J Vet Emerg Crit Care. 2012;22(6):690-6.

8. Netzahualcoyotzi-Pietra C, Muñoz-Arena G, Martínez-García I, Florán-Garduño B, de León IL-P. La marihuana y el sistema endocanabinoide: de sus efectos recreativos a la terapéutica. Revista Biomédica. 2009;20(2):128-53.

9. Pernoncini KV, Oliveira RMMW. Usos terapêuticos potenciais do canabidiol obtido da Cannabis sativa. Uningá Review. 2014;20(3).

10. Prado BN, Gonçalves BVS, Brito JM, Barberini IR, Furtado SK. A utilização de cannabis e suas aplicações terapêuticas para analgesia na clínica de pequenos animais: revisão bibliográfica. Revista Multidisciplinar em Saúde. 2022:1-11.

11. Silva JKS, Calumbi MER, Souza TFMP. Uso da Cannabis integrado ao tratamento convencional do câncer. Res, Soc Dev. 2022;11(15):e121111536852.

12. Thomas EK, Brobatz KJ, Mandell D C. Presumptive cocaine toxicosis in 19 dogs: 2004-2012. J Vet Emerg Crit Care. 2014;24(2):201-7.

3
Neurociência da *cannabis*: aspectos neurobiológicos em animais

O cérebro de um cão doméstico é constituído por tecido neuronal e glial. O número de neurônios ultrapassa 2 bilhões; e o de células gliais é de mais 4 bilhões de astrócitos, oligodendrócitos, micróglias e células ependimárias. Dependendo do porte canino, o cérebro pode pesar até 180 g, e sua capacidade cognitiva depende do número de neurônios no córtex cerebral, que chega a 550 milhões de células neuronais.

A quantidade de células neuronais no cérebro desse animal assemelha-se ao número de neurônios em todo o seu intestino,

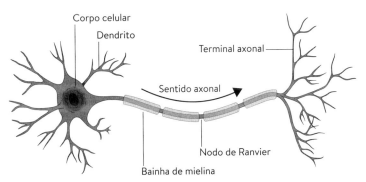

Figura 1 Neurônio e suas estruturas.
Fonte: Instituto Tarcísio Barreto.

chegando a 560 milhões de neurônios. Por isso, o órgão entérico é considerado o segundo cérebro, devido ao número relevante de células neuronais em sua composição. Esses números de neurônios corticais são semelhantes aos de um grande leão de 180 kg e com cérebro pesando 200 g. Essa quantidade de neurônios no córtex canino, de 545 milhões de neurônios, representa, em sua totalidade, sua capacidade interativa cognitiva, tendo como células de suporte os gliócitos, que dão apoio aos neurônios corticais, variando em torno de 7 bilhões de células, segundo pesquisa de 2017, de Jardim--Messeder et al.

O cérebro humano, que pesa em média 1.500 g, possui 86 bilhões de neurônios, número 80 vezes superior aos encontrados nos cães domésticos, fazendo jus a sua classificação filogênica. Já nos gatos domésticos, o número de neurônios em seu cérebro, que pesa em média 35 g, é de aproximadamente 1 bilhão, com 250 milhões de células no córtex cerebral (Jardim-Messeder et al., 2017). A contagem dessas células neuronais só foi possível, pela neurociência, devido ao aperfeiçoamento de duas técnicas. Uma delas foi desenvolvida no Brasil, em 2005, na UFRJ, pelas pesquisadoras Herculano-Houzel e Lent, e ficou conhecida como Fracionamento Isotrópico.

Essa técnica permitiu a quantificação celular a partir da contagem dos núcleos que ficam em suspensão quando o tecido cerebral é desintegrado e macerado por ações químicas e mecânicas. Nesse processo, todas as membranas são rompidas, exceto a nuclear, que permanece íntegra, facilitando a leitura celular. Para tanto, as células são coradas com substâncias fluorescentes, colocadas em câmeras de Neubauer e posteriormente lidas por microscopia ótica.

Quando estudamos a saúde do cérebro, pensamos primeiramente na capacidade energética desse órgão, assim como em sua capacidade funcional. O cérebro consome em torno de 25% de toda a energia do corpo. Para tanto, necessita de maior otimização mitocondrial. As mitocôndrias são as organelas responsáveis por gerar a energia para os neurônios e todas as outras células que fazem parte do sistema nervoso central (SNC) e do corpo.

Trabalhos como o dos pesquisadores Jensen e Jasper, publicado em 2014, mostram a importância das mitocôndrias para a longevidade. Nessa perspectiva, quanto mais otimizadas e respeitadas são as mitocôndrias, maior o tempo de vida dos tecidos e dos órgãos do corpo. Para fins de ilustração, quando compramos um telefone celular de menor valor aquisitivo, estamos adquirindo um

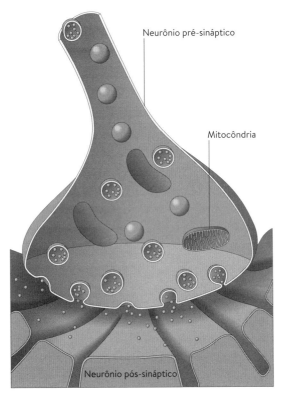

Figura 2 Mitocôndria no interior do neurônio.
Fonte: Instituto Tarcísio Barreto.

sistema operacional de menor exigência energética e, consequentemente, um equipamento de menor tempo de vida útil. Já um celular de maior valor agregado possui uma bateria de alta tecnologia de lítio para suportar a capacidade do *software*, a velocidade e o armazenamento do sistema. Isso permite um melhor funcionamento do sistema, com maior tempo de vida útil. É o que ocorre no corpo dos animais e dos humanos, que apresentam a mesma anatomia e fisiologia mitocondrial no cérebro, nos músculos, nos ligamentos, no intestino ou em qualquer célula do corpo: quanto maior a capacidade mitocondrial em fornecer energia para os neurônios e demais células, melhor será o desempenho celular e maior será seu tempo de vida.

Nesse sentido, a verdadeira hipótese para justificar o maior tempo de vida dos animais de pequeno porte em face dos de maior porte é o número superior de mitocôndrias presentes intracelularmente, nos neurônios, enterócitos, hepatócitos, miócitos etc. Um cão da raça Pinscher vive duas vezes mais quando comparado a um Fila Brasileiro, e é bem mais energético. No que diz respeito à capacidade energética, os cães de pequeno porte são bem mais elétricos do que os de maior porte, porque suas células recebem maior aporte energético das mitocôndrias. Se essa teoria for comprovada, justifica-se também sua maior longevidade em comparação com os grandes cães.

Cães que possuem maior desempenho cognitivo, de alta criatividade, como os Poodle e principalmente os Border Collie, apresentam, em seu cérebro, maior quantidade de células gliais no SNC se comparados a outros cães de raças distintas. Essa hipótese sobre a *performance* cognitiva dos cães é justificada pelo suporte nutricional astrocitário dado aos neurônios, devido ao apoio estrutural e ao isolamento termoelétrico oferecidos pelos oligodendrócitos, e ao apoio no sistema de defesa das microgliais a todas as células cerebrais.

24 *Cannabis* medicinal para cães e gatos

Em relação à neurociência da *cannabis*, os receptores do tipo II (CB2) estão presentes nas células gliais, enquanto os receptores do tipo I (CB1) estão presentes em maior número nos neurônios cerebrais. Ou seja, o córtex tem maior número de receptores do tipo I do que do tipo II, por possuir maior quantidade de neurônio em seu tecido. Essas informações são importantes considerando as ações dos endocanabinoides e fitocanabinoides nessas regiões do cérebro.

Quanto aos receptores canabinoides (CBD), no encéfalo como um todo, as áreas de maior concentração de receptores do tipo I (CB1) são as regiões dos núcleos da base, o cerebelo e o córtex cerebral, pois são também de maior concentração neuronal. A região do núcleo da base, situada abaixo do córtex, é responsável pelo controle e planejamento dos movimentos e não pela execução do movimento, estando ainda envolvidos no controle da motricidade e da cognição. O cerebelo é uma região de altíssimo número de receptores canabinoides CB1 e está ligado diretamente à coordenação dos movimentos e do equilíbrio. No córtex cerebral, temos o córtex frontal como destaque, com maior concentração de CB1. Essa área do cérebro é responsável pelo raciocínio e pelo planejamento das ações.

Esses achados da neurociência com relação ao número de receptores encontrados na área do cérebro responsável pela *expertise*, pelo raciocínio lógico e pelo planejamento das ações mostra o quanto os endo e os fitocanabinoides podem agir no cérebro dos cães e gatos de estimação, receptando modulações neuronais na área da inteligência animal.

As áreas responsáveis pelas emoções, especificamente o hipotálamo, também possuem bastante receptores CB1, além das regiões responsáveis pela memória, localizadas no hipocampo. Muitos cães que apresentam déficits emotivos, tristezas profundas e baixa memória necessitam das indicações médicas em relação aos fitocanabinoides, para que estes atuem nesses receptores do tipo I e promo-

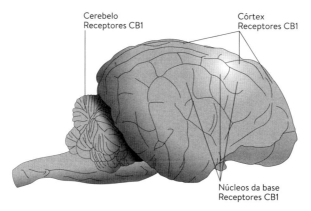

Figura 3 Cérebro canino e as regiões predominantes em receptores tipo I.
Fonte: Instituto Tarcísio Barreto.

vam modulação das informações neuronais, reduzindo a liberação dos neurotransmissores responsáveis pelo déficit de memória e emoção, como o gaba, aumentando seu poder de raciocínio e melhorando consequentemente seu comportamento.

Assim como nos humanos, o cérebro dos cães também é subdividido em telencéfalo (que seria o cérebro propriamente dito, no qual estão inseridos os hemisférios e o córtex cerebral), diencéfalo (no qual encontramos o tálamo e o hipotálamo), tronco encefálico (contendo o bulbo, o mesencéfalo e a ponte) e, por fim, cerebelo, que possui em sua constituição mais neurônio do que tecido intersticial (80% constituído por células nervosas, proporcionalmente falando).

Outra importante divisão do cérebro desses animais é quanto a seu mapeamento locorregional, no qual encontramos o lobo temporal, responsável pela memória e pelo sistema auditivo que, no caso deles, é infinitamente superior ao dos humanos; o lobo parietal, no qual temos todos os controles motores do corpo, incluindo os proprioceptivos, o lobo occipital, a formação da visão e o lobo frontal (neste estão as emoções e o autocontrole).

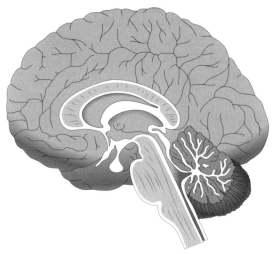

Figura 4 Cérebro humano.
Fonte: Instituto Tarcísio Barreto.

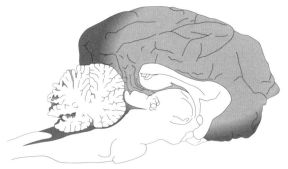

Figura 5 Cérebro canino.
Fonte: Instituto Tarcísio Barreto.

Cada célula que compõe o cérebro canino exerce uma função específica. Os neurônios são responsáveis pela condução elétrica e química, enquanto as outras células, que formam o SNC, são responsáveis pela defesa, nutrição e sustentação estrutural dos neurônios, formando uma verdadeira malha celular neuronal. Todas elas têm importância para manter a saúde em forma de conexão com o corpo e com o mundo.

Nessa mesma sequência de classificação, as células que dão apoio defensivo aos neurônios são as micróglias, incumbidas de promover a limpeza e a proteção dos neurônios. O nome micróglia tem sua origem nos termos "micro", que está relacionado aos microrganismos, e "glia", que se refere ao tecido intersticial conhecido como substância branca do cérebro. Nas áreas brancas passam os axônios, e nas substâncias cinzentas do cérebro estão presentes os corpos dos próprios neurônios.

Quanto à nutrição das células nervosas, ocorre no SNC, por meio dos astrócitos, que são estruturas semelhantes a verdadeiros vasos sanguíneos. Por fim, os oligodendrócitos exercem a importante função de sustentação dos neurônios, servindo como barreira física e estrutural de apoio.

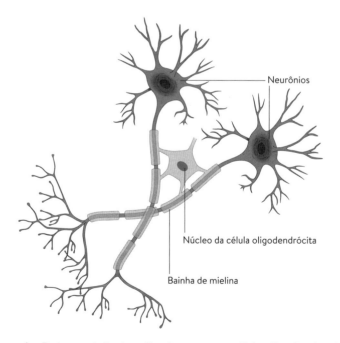

Figura 6 Dois neurônios interligados por uma célula oligodendrócita.
Fonte: Instituto Tarcísio Barreto.

28 *Cannabis* medicinal para cães e gatos

Diante de tanta estrutura organizacional celular, qual a contribuição da *cannabis* para toda essa rede de comunicação celular no cérebro dos cães? Em que essa substância poderia agregar diante de tantos neurônios entrelaçados que saem do córtex rumo à medula espinal, passando por conexões do tálamo e pedindo ajuda ao cerebelo para coordenar um simples movimento corporal? Como a *cannabis* agiria nas demais detecções sensitivas e realizações motoras do SNC e até mesmo no comando endócrino e visceral deles?

Simples de responder, complexo de executar: cada conexão elétrica entre os neurônios é veiculada por pequenas milivoltagens (chegando a girar em torno de 70 mv por impulso), impulsionadas por nódulos de Ranvier, posicionados entre uma bainha de mielina e outra dentro do SNC e periférico. Durante esses impulsos, ao mesmo tempo, estão acontecendo as conexões bioquímicas, que envolvem a produção e a liberação de *cannabis* endógena no próprio corpo deles, responsáveis pela modulação e orquestração dos sinais nervosos distribuídos nessa rede de neurônios espalhados por todo o cérebro, no controle das emoções, das dores e dos processos inflamatórios, além da regulação dos sistemas orgânicos, incluindo os sistemas endócrino e visceral.

Pesquisas apontam que os cães começam a perder neurônios cerebrais após os 2 anos de idade, como no estudo feito com ratos, por Morterá e Herculano-Houzel, em 2012, que comprova que esses animais começam a perder células neuronais no final da adolescência. Essa informação poderá trazer uma série de questionamentos científicos em relação aos níveis de *cannabis* endógena produzida no cérebro dos cães quando iniciam a fase adulta. Nesse processo, cada conexão nervosa na cabeça dos cachorros dispara uma onda de produção de *cannabis* endógena a fim de modular os sinais neurológicos durante as atividades de rotina, sejam elas excitatórias ou inibitórias. A produção dessas substâncias canábicas endógenas depende do número de sinapses disparadas. Assim, se diminuirmos o número dessas células nervosas no cérebro, poderemos presumir que os níveis de *cannabis* produzidos no SNC também diminuam, reduzindo, com isso, seu poder de modulação neural e, consequentemente, seu poder cognitivo.

Mesmo dormindo, estamos produzindo *cannabis* no cérebro, já que os sistemas elétrico e químico não param e esses dados se estendem para todos os mamíferos, incluindo os cães domésticos. Desse modo pode-se justificar quão inteligentes são esses animais, que se utilizam das vias corticais para discernimento consciente de suas ações. Nesse processo, o funcionamento neural está totalmente integrado ao corpo como um todo. Temos como exemplo o cérebro dos ratos, que possui 85 milhões de neurônios, aproximadamente, e faz cerca de 100 bilhões de conexões ou sinapses.

A rede de sinapse de um mamífero, conhecida como conectoma, nunca foi definitivamente mapeada pela ciência, mas há conexões sinápticas interligadas, de forma neurotransmissiva química, e conexões elétricas, intercalando milivoltagens em neurônios com e sem bainha de mielina. Nessa rede de neurônios existem milhares de células nervosas que podem medir até 1,5 m de comprimento nos cães, dependendo de seu porte, que constituem fibras nervosas envolvidas nos tratos medulares, conectando o cérebro ao corpo de maneira direta; e outras que medem centímetros de comprimento, perfazendo a rede conectiva dentro do SNC. Ainda nessa classificação neural, os neurônios possuem os tratos motores, ou seja, as fibras nervosas que trazem informações para os órgãos alvos, e os tratos sensitivos, que levam informações para o córtex e os núcleos afins.

Com o intuito de desvendar o cérebro dos animais de estimação, incluindo os cães, foi realizada em Londres, em 2012, a Conferência Memorial Francis Crick, que reuniu importantes neurocientistas. Esse evento ficou marcado na vida dos cães domésticos porque esclareceu e definiu, de uma vez por todas, que os cães são seres cognitivos, que pensam, raciocinam, ou seja, são seres racionais. Muitas dúvidas quanto a esse tema foram esclarecidas após esse encontro científico, em que os pesquisadores apresentaram trabalhos mostrando que esses animais são seres que utilizam bem o córtex cerebral e suas conexões, e não são irracionais, como se pensava décadas atrás.

Diante dessas descobertas, podemos afirmar que eles têm sentimentos, emoção, tristeza, sabem o que é certo e o que é errado. Considerando essas novas descobertas neurobiológicas das estruturas anatômicas e funcionais do cérebro dos animais, precisamos reconhecer que por muitos anos eles foram subestimados, tratados como seres irracionais, e criados como bichos mantidos em quintais, apartamentos, gaiolas e até mesmo presos em correntes com um único objetivo: cuidar da casa e da família ou agradar os humanos, quando solicitado.

Alguns estudos entre cães e humanos mostraram que esses seres de quatro patas são capazes de detectar o estado emocional de um ser humano, por meio de substâncias químicas, conhecidas por quimiossinais, liberadas pela pele do homem quando este está passando por momentos de felicidade ou de medo. Tais pesquisas revelam o quanto esses animais são sensíveis, racionais e têm essa capacidade incrível, interespécie, de detectar, a partir do suor da pele do humano, o estado psicológico daquele cérebro humano em momentos de alegria e pavor (McNicholas e Collis, 2000; Tucher, 2012; Menna, 2016; Docé et al. 2017).

O papel do sistema endocanabinoide (SEC) como neuromodulador do funcionamento cerebral pode ter relevância para tecidos intraoculares e para os próprios neurônios do trato óptico. Toda sinapse química neuronal da via óptica segue um sentido de informação, entre um neurônio e outro, pré-sináptico e pós-sináptico, a partir da liberação de neurotransmissores das vesículas no interior dos neurônios anterior para o espaço virtual conhecido como fenda sináptica, com o intuito de transmitir a informação sensorial visual ao neurônio posterior até chegar às regiões do córtex visual. Esse processo envolve apenas dois neurônios: um que sai da retina até o corpo geniculado lateral e o outro que recebe a informação do núcleo geniculado lateral até o córtex primário visual. Descobertas feitas por Pate et al. (1998) apontaram redução da pressão intraocular em coelhos a partir de soluções aquosas contendo CBD, aplicados pela via tópica. Com isso, surgiram vários trabalhos na oftalmologia veterinária com a aplicação dessas substâncias no controle do glaucoma em animais. Chien et al. mostraram, em 2003, que esse controle do glaucoma – com substâncias fitocanábicas diluídas para uso tópico – também aconteceu com um grupo de macacos experimentais. Ademais, o controle da pressão intraocular não ocorreu apenas no olho alterado, mas também no olho sem alteração fisiológica, indicando e reforçando a participação do SEC no controle fisiológico do olho em animais e em humanos.

Essa comprovação da presença e participação do SEC no sistema ocular foi desvendada pelos cientistas Straiker et al., em 1999, quando realizaram uma investigação da presença de CB1 nas estruturas internas do olho em cadáveres humanos – incluindo retina, vasos sanguíneos e tecidos ciliares –, utilizando a técnica de anticorpos policlonal. Portanto, se há presença de receptores nessas regiões, é porque o SEC interfere direta e indiretamente nos sistemas da visão em animais e em humanos.

A visão dos cães também tem um papel importante nas vias fotossensitivas da comunicação, assim como nas vias olfatórias e auditivas. Na região da retina existem os cones, que são responsáveis pelas cores; e os bastonetes, que são responsáveis pela luminosidade. Essas estruturas permitem converter a energia luminosa em sinais nervosos e a transmitem para o cérebro, mais precisamente para a região occipital, através dos nervos ópticos.

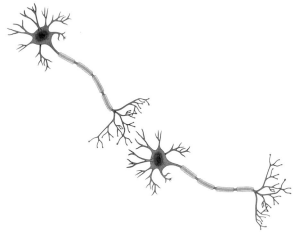

Figura 7 Dois neurônios em sinapse.
Fonte: Instituto Tarcísio Barreto.

Nessa região, os sinais são decodificados para criar a imagem que está sendo percebida.

Falando de cores, os animais em geral possuem em torno de 40 cones em sua retina, que são células fotossensíveis que captam imagens, enquanto na retina dos humanos há em torno de 150 cones. Por terem 4 vezes menos células fotossensíveis em sua retina, eles enxergam um pouco diferente dos seres humanos. Nesse caso, detalhes do laranja para o amarelo, do verde para o azul, do cinza para o preto, só a visão tricromática humana consegue definir; cães, gatos, cavalos, ruminantes, entre outros animais, possuem visão dicromática (Carrol et al., 2001). Assim, o verde é quase imperceptível, pouco intenso; o vermelho é visto como laranja, o prata é cinza claro. Ou seja, eles enxergam o colorido sem tanta definição ou diversidade de cores.

O cérebro dos cães também tem a capacidade de produzir *cannabis* endógena, tanto durante a caça quanto em um simples passeio dominical com a família, ou até mesmo quando estão dormindo. O cérebro, portanto, está sempre produzindo substâncias

Neurociência da *cannabis*: aspectos neurobiológicos   **33**

especializadas no controle retrógrado de vários outros sistemas do corpo, em qualquer fase da vida do animal, principalmente em filhotes e animais jovens e saudáveis. As inúmeras conexões neuronais existentes durante essas atividades permitem que o corpo de seu animal produza *cannabis* com o principal intuito de modular os impulsos nervosos, permitindo que haja uma excelente comunicação do corpo com a mente deles, e que tudo seja feito em maior harmonia entre os neurônios do corpo e da mente.

A relação cérebro-intestino apresenta um sinergismo funcional, principalmente quando se trata das interações endógenas, neurotransmissívas e até mesmo dos comandos receptivos celulares presentes nesses tecidos. Quando analisamos o controle modulatório do SEC no intestino e no próprio cérebro canino, percebemos que a comunicação canabinoides se torna muito intensa por apresentar receptores canabinoides do tipo II, muito evidentes nos órgãos intestinais e nas glândulas anexas digestivas. Já no cérebro desses animais, nota-se a presença maciça de receptores canabinoides do tipo I nos tecidos neuronais; no tecido glial, há neurotransmissores do tipo II no cérebro. A produção e a liberação na fenda sináptica terão melhor ação naqueles animais com um organismo mais saudável, que se alimentam bem e apresentam melhores condições de saúde.

O estado de saúde orgânico, mental e nutricional interfere diretamente na biossíntese da *cannabis* endógena, já que algumas substâncias participam diretamente da síntese desses endocabinoides no organismo. As substâncias envolvidas na produção da *cannabis* endógena dos cachorros são constituídas por substâncias fosfolipídicas sintetizadas a partir dos alimentos oferecidos na própria alimentação diária. A partir disso, pode-se dizer que a produção da *cannabis* endógena, em animais caquéticos e desnutridos, fica prejudicada? Sim. Os animais desnutridos são carentes de substâncias tidas como essenciais, incluindo alguns aminoácidos, vitaminas e

34 *Cannabis medicinal para cães e gatos*

até mesmo aqueles importantes fosfolipídios envolvidos diretamente na produção da *cannabis* em nível celular.

Essa descoberta feita pelos neurocientistas ficou conhecida como SEC e teve fundamental importância para entender como os neurônios do cérebro e os demais espalhados pela rede neuronal em todo o corpo conseguem realizar o controle homeostático do cérebro e das principais modulações de suas importantes circuitárias do sistema nervoso.

ENTENDENDO O SISTEMA ENDOCANABINOIDE E SUA RELAÇÃO COM OS FITOCANABINOIDES

De maneira autônoma, os cães também têm uma forma interna e orgânica de produzir substâncias canabinoides a fim de promover seu equilíbrio e a defesa em meio ao funcionamento endógeno do corpo. Essa forma de produção interna de maneira autônoma é o que conhecemos do SEC e está diretamente ligada à homeostase de todo o organismo.

O funcionamento do SEC nos animais e nos humanos atua como um verdadeiro sistema endócrino na manutenção, regulação e otimização do cérebro e do corpo. O mesmo processo acontece com as substâncias endocanabinoides, assemelhando-se aos hormônios na modulação, sinalização e ativação dos sistemas do corpo e da mente. A distribuição dos receptores canabinoides por todo o corpo, e seu ideal funcionamento, dependerão do estado físico, químico e metabólico do paciente em questão.

A produção endógena de *cannabis* em nível celular é feita de forma contínua. Por isso, precisamos manter a saúde dos animais, para que sua competência imunológica e metabólica os mantenha equilibrados, para que, assim, eles consigam produzir seu próprio equilíbrio de maneira autônoma, sem necessitar da introdução exógena dessas substâncias.

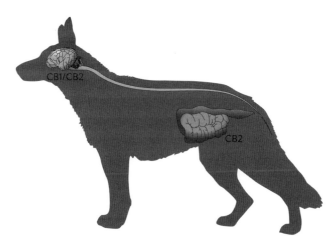

Figura 8 Relação entre os receptores cerebrais e intestinais do cão.
Fonte: Instituto Tarcísio Barreto.

O controle retrógrado da liberação de neurotransmissores do SEC vai de encontro ao sentido elétrico e químico dos neurônios cerebrais. Essa modulação retrógrada permite melhor qualidade e quantidade de informação neural no cérebro. As substâncias endocanábicas, sintetizadas a partir dos fosfolipídios, presentes no interior das células pós-sinápticas, quando exigidas, agem no sentido contrário ao da sinapse padrão, a fim de restringir a liberação de neurotransmissores presentes nos terminais pré-sinápticos e, assim, equilibrar as informações neuroquímicas. Esses bloqueios nos receptores pré-sinápticos podem ocorrer de forma agonista ou antagonista, ou seja, estimulando ou bloqueando as informações passadas para as células neuronais pós-sinápticas, consecutivamente.

Os principais endocanabinoides que conhecemos são:

- N-aracdonoil etanolamina (AEA), conhecida como anandamida, que é formada a partir do ácido aracdônico, importante precursor da prostaglandina, que atua nos processos inflamatórios, no fluxo sanguíneo, na formação dos coágulos e na indução do trabalho de parto (Berdyshen, 1996).

- 2-aracdonoil glicerol (2-AG).
- Dopamina N-araquidonoil (Nada).
- Éter glicerol 2-araquidonoil (Noladina).
- Etanolamina O-araquidonoil.

Esses endocanabinoides irão agir diretamente nos CB1, presentes na membrana das células pré-sinápticas. Os endocanabinoides agem como substâncias agonistas, estimulando os receptores cerebrais, assim como faz o fitocanabinoide tetraidrocanabinol (THC).

Todo endocanabinoide poderá ter ações agonistas, também conhecidas como excitatórias ou antagonistas, conhecidas como inibitórias. Sua síntese, a liberação e a ação dependerão do tipo de modulação que se pretende realizar. O mesmo processo acontece com os fitocanabinoides, como visto anteriormente.

Pouco sabemos sobre os endocanabinoides antagonistas que bloqueiam as informações sinápticas a partir dos receptores pré-sinápticos. Em contrapartida, muitos estudos estão sendo desenvolvidos em torno dos fitoterápicos, principalmente o CBD, que age como verdadeiro antagonista indireto, devido a sua baixa afinidade com os receptores CB1 e CB2, mimetizando a ação dos endocanabinoides antagonistas presentes nas conexões neuronais.

O THC é considerado um agonista excitatório. Trata-se de uma substância extraída das plantas canábicas, de alto poder psicoativo, gerando sintomatologia alucinogênica nos pacientes. Possui também importantes efeitos na redução das dores, das náuseas e dos vômitos; na supressão dos espasmos musculares; e ainda estimulando o apetite (Gainza, 2003).

Já os CBD, além de atuar na redução das dores, dos vômitos, das náuseas e dos espaços musculares, são importantes fitoterápicos utilizados na redução das convulsões, agindo como potentes

Neurociência da *cannabis*: aspectos neurobiológicos 37

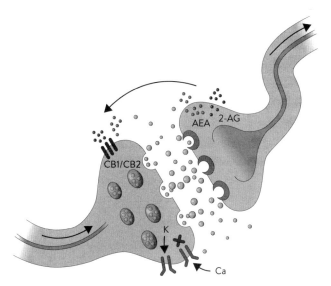

Figura 9 Ativação do neurônio pré-sináptico através dos endocanabinoides N-aracdonoil etanolamina (AEA) e 2- aracdonoil glicerol (2-AG).
Fonte: baseada em ilustração de Thais Barreto.

antipsicóticos e protetores do sistema imunológico, intestinal e cerebral, além de atuar como substância anti-inflamatória, antidegenerativa do sistema nervoso central e periférico (Netzahualcoyotzi--Pietra, 2009; Gainza, 2003; Carranza, 2012).

Tanto o CBD quanto o THC trabalham em um sinergismo que protege e modula o organismo animal como um todo. Enquanto um sinaliza uma informação excitatória, o outro trabalha antagonizando essa ação, inibindo e modulando a excitação celular.

Quando um endocanabinoide ou até mesmo um fitocanabinoide se liga a um receptor no terminal axonal com a finalidade de antagonizar os receptores CB1, essa ligação permite uma abertura dos canais de potássio (K+), aumentando seu influxo para dentro da célula pré-sináptica, fechando, com isso, os canais de cálcio (Ca2+) e diminuindo sua entrada na célula. Como consequência, há a diminuição da liberação dos neurotransmissores pelas vesículas até a fenda sináptica (Joy et al., 1999). Esse bloqueio reduz a quantidade de neurotransmissores liberados dentro da fenda, provocando menor sinalização química aos outros neurônios. Com isso, eles modulam bioquimicamente a passagem da informação excitatória.

Um exemplo de fitocanabinoides antagonistas dos receptores CB1 é a tetraidrocanabivarina (THCV) contida em plantas encontradas no sul da África e no Sudeste Asiático; e o canabigerol (CBG), de ação não psicoativa, atuando também como antagonista dos receptores da serotonina (5-HT1A). Este último antagonista dos receptores CB1, conhecido como CBG, age inibindo a sinalização excitatória da célula pré-sináptica, podendo estimular os receptores alfa 2-adrenérgicos e aumentando a capacidade celular de liberar adrenalina para um fim específico.

O bloqueio excitatório, originado por antagonistas endógenos ou exógenos, tanto em CB1 como nos do tipo II (CB2), atua com a intenção de reduzir a liberação de neurotransmissores excitatórios, por exemplo, o glutamato e/ou o aspartato, que iria ser liberado na fenda sináptica. Esse bloqueio receptivo permite maior redução sinalizatória da excitação dos impulsos nervosos.

Como exemplo prático, temos um cão, que apresenta distúrbios convulsivos de causas idiopáticas. No momento das crises, a alta quantidade de glutamato liberado na fenda sináptica permite maior propagação das informações celulares pré-sinápticas em direção às células neuronais pós-sinápticas. A partir desses transmissores químicos, e dependendo da quantidade ou da frequência dessas informações neuroquímicas, teremos muito ou pouco sinais intensos em nível celular, podendo disparar, de forma intensa, diversos impulsos químicos excitatórios no SNC, causando todos aqueles sintomas que já conhecemos, como tremores musculares, perda da consciência, opistótono dorsal, sialorreia (espuma na boca), entre outros sinais epileptiformes.

O mesmo processo acontece com os bloqueios inibitórios, em que um endocanabinoide ou um fitocanabinoide, com sua função agonista, liga-se a receptores CBD tipo I ou tipo II e reduzindo, com isso, a liberação de neurotransmissores inibitórios, como é o caso da redução do neurotransmissor gaba, na fenda sináptica, permitindo uma modulação da informação sináptica inibitória.

Um exemplo desses bloqueios inibitórios: quando temos um paciente com distúrbios comportamentais semelhantes aos da síndrome de deficiência cognitiva ou da demência, os efeitos da ação do sistema endocanabinoide ou fitocabaninoide, por meio da ativação dos receptores pré-sinápticos, reduzem as substâncias neuroinibitórias na fenda sináptica, diminuindo, assim, o déficit cog-

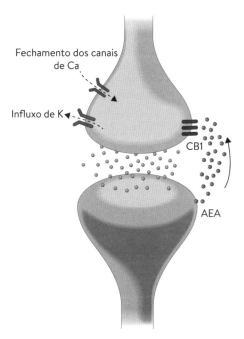

Figura 10 Ativação do receptor tipo 1 (CB1) no controle do influxo do potássio para fora da célula neuronal pré-sináptica.
Fonte: Instituto Tarcísio Barreto.

nitivo e a demência observados nesses animais e melhorando como um todo seu estado de consciência e noção espacial.

O canabidiol (CBD), que é substância da planta de ação não psicoativa, não atua nos receptores CB1 e CB2, presentes no cérebro e no sistema imune, respectivamente. Sua ação é indireta, e está envolvida na recaptação dos endocanabinoides já liberados, permitindo a estes maior tempo de ação na fenda sináptica e neuromodulando as informações bioquímicas interneuronais. A consequência dessa recaptação é que os canabinoides endógenos podem ter maior antagonização dos receptores canabinoides CB1 e CB2.

A relação do SEC com a neurociência canina e felina é de uma verdadeira missão promotora da homeostase bioquímica de todo o corpo, atuando como complexos *scanners* do organismo, em nível celular. Em algum local do corpo onde haja receptores CBD, independentemente do tipo, eles atuarão no sistema nervoso central e periférico, nas células do sistema imunológico, nos tecidos musculoesqueléticos, controlando as informações neurobiológicas com o intuito de equilibrar, de forma bioquímica, o organismo.

REFERÊNCIAS

1. Berdyshev EV, Boichot E, Lagente V. Anandamide: a new look on fatty acid ethanolamides. J Lipid Mediators Cell Signalling. 1996;15(1):49-67.
2. Carranza RR. Los productos de Cannabis sativa: situación actual y perspectivas en medicina. Salud Mental. 2012;35(3):247-56.
3. Carroll J, Murphy CJ, Neitz M, Ver Hoeve JN, Neitz J. Photopigment basis for dichromatic color vision in the horse. J Vis. 2001;1(2).
4. Chien FY, Wang R-F, Mittag TW. Effect of WIN 55212-2, a cannabinoid receptor agonist, on aqueous humor dynamics in monkeys. Arch Ophthalmol. 2003;121(1):87-90.
5. Dicé F, Santaniello A, Gerardi F, Menna LF. Meeting the emotion! Application of the Federico II Model for pet therapy to an experience of animal assisted education (AAE) in a primary school. Prat Psychol. 2017;23(4):455-63.
6. Gainza I, et al. Drug poisoning. In: Anales del Sistema Sanitario de Navarra. 2003. p.99-128.

7. Herculano-Houzel S, Lent R. Isotropic fractionator: a simple, rapid method for the quantification of total cell and neuron numbers in the brain. J Neurosci. 2005;25(10):2518-21.
8. Jardim-Messeder D, Lambert K, Noctor S, Pestana FM, Leal MEC, Bertelsen MF, et al. Dogs have the most neurons, though not the largest brain: trade-off between body mass and number of neurons in the cerebral cortex of large carnivoran species. Front Neuroanat. 2017; p.118.
9. Jensen MB, Jasper H. Mitochondrial proteostasis in the control of aging and longevity. Cell Metabolism. 2014;20(2):214-25.
10. Joy JE, Watson Jr SJ, Benson Jr JA. Marijuana and medicine. Assessing the Science Base. 1999.
11. McNicholas J, Collis GM. Dogs as catalysts for social interactions: robustness of the effect. Br J Psychol. 2000;91(1):61-70.
12. Menna LF. L'approccio scientifico alla pet therapy. Il metodo e la formazione secondo il modello Federiciano. 2016.
13. Morterá, P.; Herculano-Houzel, S. Age-related neuronal loss in the rat brain starts at the end of adolescence. Front Neuroanat. 2012;6:45.
14. Netzahualcoyotzi-Pietra C, Muñoz-Arenas G, Martínez-García I, Florán-Garduño I, de León DL-P. La marihuana y el sistema endocanabinoide: de sus efectos recreativos a la terapéutica. Revista Biomédica. 2009;20(2):128-53.
15. Pate DW, Järvinen K, Urtti A, Mahadevan V, Järvinen T. Effect of the CB1 receptor antagonist, SR141716A, on cannabinoid-induced ocular hypotension in normotensive rabbits. Life Sciences. 1998;63(24):2181-8.
16. Straiker AJ, Maguire G, Mackie K, Lindsey J. Localization of cannabinoid CB1 receptors in the human anterior eye and retina. Invest Ophthalmol Vis Sci. 1999;40(10):2442-8.
17. Tucker J. Animals in our lives: human-animal interaction in family, community, and therapeutic settings. Phys Occup Ther Pediatr. 2012;32(4):447-9.

4

A importância do tecido glial para a biossíntese dos endocanabinoides caninos e felinos

Estudos mostram que as grandes mentes humanas que passaram pelo planeta possuíam um número elevado de células gliais em seus cérebros quando comparados às dos humanos comuns, o que justifica tanta inteligência e tanto QI nesses seres (Dell'Isola, 2012; Burrell, 2015; Messori, 2016). O maior exemplo dessa teoria é Albert Einstein, físico alemão, pai da teoria da relatividade, que possuía um coeficiente de inteligência acima de 150, classificado como um dos dez homens mais inteligente da história (Neffe, 2009). Em 1985, a neurocientista Marian Diamond, pesquisadora da Universidade de Berkeley (Califórnia), estudando o cérebro de Einstein, observou que ele possuía, em seu cérebro, maior número de células gliais do que a média da população (Diamond, 1985).

Relatos históricos da descoberta dessas células glias no tecido cerebral foram feitos em 1850, por Virchow, quando, inicialmente, classificou-as como células de suporte neuronal, mas, na verdade, anos depois, elas foram consideradas células multifuncionais, muito além de serem apenas células de suporte estrutural dos neurônios (Verkhratsky, 2019). O que a ciência aponta, atualmente, é que, por exemplo, os astrócitos atuam diretamente no sistema endocanabinoide (SEC), sinalizando os neurônios envolvidos no sistema canabinoide, além de serem uma ponte entre as arteríolas e os neurônios, fornecendo substâncias precursoras para síntese dos neurotransmissores vesiculares nos neurônios pré-sinápticos (Navarrete e Araque, 2008; Navarrete e Araque, 2010; Covelo et al., 2021).

Esses neurônios pré-sinápticos utilizam nutrientes para sintetizar os neurotransmissores que ficam armazenados em vesículas no citoplasma, como é o caso do neurotransmissor gaba, produzido nos neurônios gabérgicos. Os astrócitos avaliam a necessidade de enviar mais glutamato aos neurônios pré-sinápticos, através do número de gaba livre na fenda sináptica. Caso haja necessidade, os neurônios pré-sinápticos recebem aporte de glutamina dos astrócitos que, por conversão enzimática da glutamatase, transformam

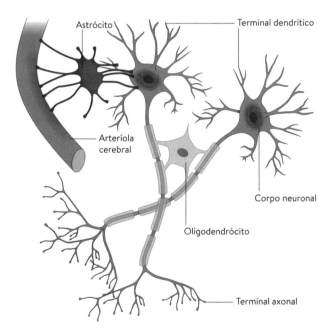

Figura 1 Neurônios e as células gliais de suporte nutricional e estrutural, astrócitos e oligodendrócitos respectivamente. Note a arteríola sendo invadida pelo astrócito e alimentando o neurônio.
Fonte: baseada em ilustração de Thais Barreto.

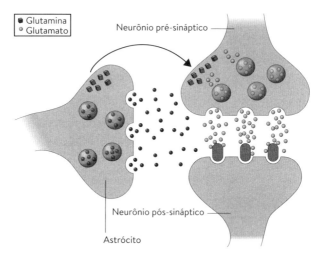

Figura 2 Neurônio pré-sináptico recebendo o aminoácido glutamina, que é tanto precursor de glutamato como do neurotransmissor gaba.
Fonte: baseada em ilustração de Thais Barreto.

a glutamina em glutamato. O glutamato presente no citoplasma celular também poderá ser convertido em gaba por meio de uma ação realizada pela enzima glutamato descarboxilase (GAD65/67) (Govindpani et al., 2017).

Desse modo, pode-se compreender a real participação dos astrócitos no SEC. Eles estão presentes no SEC, sendo uma importante célula, com todo um aporte nutricional, otimizando e modulando outros sistemas cerebrais incluindo glutamatérgico, gabaérgico, opiáceo, serotoninérgico, acetilcolinérgico, dopaminérgico, entre outros. Sem os astrócitos, os neurônios não conseguiriam modular suas conexões bioquímicas em um estado perfeito de homeostasia neural. O aporte nutricional de que toda célula neuronal necessita para um excelente funcionamento, além de uma perfeita sinalização operacional, é dado pelos astrócitos, que fornecem aos neurônios pré e pós-sinápticos os substratos ideais para as células neurais.

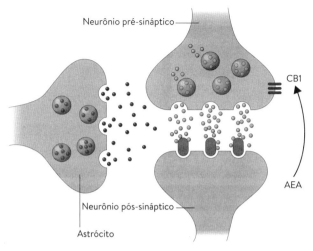

Figura 3 A participação ativa dos astrócitos no funcionamento ideal do sistema endocanabinoide.

Fonte: baseada em ilustração de Thais Barreto.

Os estudos apontam ainda, sobre as células astrocitárias que, dependendo do local onde elas se encontram, podem ser classificadas como astrócitos protoplasmáticos e astrócitos fibrosos (Miller e Raff, 1984; Francischini de Carvalho, 2008). O primeiro é encontrado sempre na periferia do cérebro, principalmente na substância cinzenta, por apresentar tentáculos profundos, curtos e mais espessos. Essa característica tem sido evidenciada devido ao fato de esses astrócitos estarem localizados mais nas extremidades do cérebro, estando mais propícios aos traumas cranioencefálicos, o que determina a existência de uma célula mais espessa e com tentáculos mais curtos que o normal (Connor e Berkowitz, 1985; Hirano, 1985; Oberheim et al., 2006).

A estrutura cerebral onde os astrócitos protoplasmáticos se encontram, próximo à superfície craniana, geralmente é mais vulnerável a impactos mecânicos. Comparando com os astrócitos localizados na substância branca, observa-se que possuem características mais finas, com tentáculos mais alongados e pouca

46 *Cannabis* medicinal para cães e gatos

ramificação (Hirano, 1985; Chrisman, 1997; Machado, C. 2002; Gartner, L.P. & Hiatt, 2002; Junqueira & Carneiro, 2004; Leboffe, 2005). Portanto, quanto mais profundamente estiverem localizadas as células astrocitárias, mais delicada será sua sintetização, pois encontram-se em zonas mais seguras e protegidas contra instabilidades vasculares.

Outra importante célula para o SEC são as micróglias. Pelo fato de milhares de receptores canabinoides estarem presentes em suas superfícies, principalmente CB2, elas participam ativamente da síntese e da modulação endo e fitocanábica (Mackie, 2008). Como exercem ações de defesa das células neuronais contra agentes invasores, elas são muito importantes nos processos pró-inflamatórios do sistema nervoso central (SNC), principalmente porque as micróglias interceptam os antígenos através dos receptores chamados *Tool-like*, localizados em sua superfície, promovendo o acionamento de outras micróglias do tipo I, responsáveis por liberarem interleucinas pró-inflamatórias, como IL-1 e IL-6, fator de necrose tumoral alfa (TNF-alfa), substâncias reativas de oxigênio (ROS) e óxido nítrico, aumentando o potencial inflamatório do tecido neural.

Ademais, dependendo do antígeno ou do processo inflamatório envolvido, as micróglias podem liberar no meio IL-4 ou IL-13, que estimulam as micróglias do tipo II, ou seja, outra via microglial responsável pelas ações anti-inflamatórias. A partir disso, essas mesmas células microgliais tipo II agem bloqueando as micróglias do tipo I, a partir da liberação da IL-10, potencializando a ação anti-inflamatória (Vasconcelos et al., 2004; Moon; Shin, 2004; Leboffe, 2005).

Essas ações são muito comuns em cães imunossuprimidos que se alimentam por muitos anos de dietas industrializadas, e até caseiras, ricas em farináceos. Os farináceos, por sua vez, elevam os índices de cortisol endógeno, permitindo o aumento da deficiência da conversão de T4 em T3 e danificando, assim, o sistema imunológico do paciente canino e felino. Muitos animais domésticos encontram-se nesse processo inflamatório crônico, evidenciado na forma subclínica, ou seja, imperceptível a olho nu. Devido a esse quadro, as micróglias tipo I desses animais encontram-se em processo de defesa constante, de forma ativada, permitindo maior liberação de interleucinas pró-inflamatórias no SNC. Essas constantes ativações microgliais do tipo I danificam e fragilizam o SEC desses seres, já que o organismo está em constante disparo modulatório.

Animais nesse estado fisiológico, melhor dizendo, estado patológico, apresentam disparos glutamatérgicos excessivos, o que permite maior excitabilidade do sistema neuronal, exigindo mais do circuito cerebral e levando-o à exaustão bioquímica. Desse modo, os animais domésticos necessitam de uma nova abordagem nutricional, considerando que precisam de mais respeito fisiológico. Eles são seres carnívoros e não onívoros. O desrespeito nutricional, independentemente da espécie envolvida, torna o SEC menos eficiente e mais frágil, dificultando seu harmônico e essencial funcionamento.

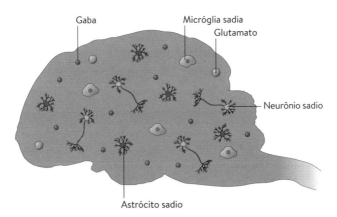

Figura 4   Cérebro canino em plena harmonia neuronal e glial.
Fonte: baseada em ilustração de Thais Barreto.

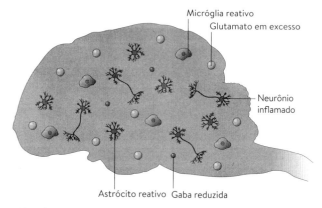

Figura 5 Cérebro canino inflamado, no qual células neuronais e gliais estão sendo representadas como reativas e distintas do ideal.
Fonte: baseada em ilustração de Thais Barreto.

Quando estudamos as doenças desmielinizantes, as células gliais adquirem uma posição de vulnerabilidade diante dessas enfermidades. Por isso, os agentes externos, como o vírus da cinomose e outros agentes metabólicos citotóxicos sintetizados e acumulados no cérebro de pacientes com síndromes metabólicas primárias e secundárias, favorecem maiores danos ao cérebro acometido. No processo de tratamento, as terapias fitocanábicas são muito utilizadas em pacientes com sequelas de cinomose, principalmente quando desenvolvem mioclonias tônico-clônicas nos músculos estriados dos membros torácicos e pélvicos, atuando como miorrelaxantes. Também auxilia no tratamento das epilepsias refratárias, pois, devido à destruição das células oligodendrocíticas, os axônios, localizados na substância branca do cérebro, são desencapados, causando curto-circuito neuronal.

Das cinco células gliais existentes no SNC e periférico, os oligodendrócitos e as células de Shawn são as referentes ao tecido glial que estão envolvidas com a condutância elétrica dos neurônios, o que permite maior velocidade da informação transmitida aos axônios, além de garantir a proteção mecânica, física e térmica desses neurônios. O vírus da cinomose tem predileção pelas substâncias brancas do cérebro, destruindo as células de sustentação dos neurônios responsáveis pela formação da bainha de mielina no SNC e as células de Shawn do sistema nervoso periférico. Essa partícula viral destrói a baixa de mielina, permitindo que os axônios, que antes eram protegidos e beneficiados por essas células, fiquem descobertos, podendo causar curto-circuito em pequenas partes do SNC, de forma focalizada ou difusa, o que determina se o curto elétrico será convulsivo ou epilético, respectivamente. Os tiques nervosos, conhecidos também como mioclonia tônico-clônica, normalmente são provocados por esses curto-circuitos centrais no cérebro, interferindo perifericamente nas placas neuromotoras dos músculos.

Portanto, quanto maior o número de oligodendrócitos e células de Shawn acometidos, maior será a sintomatologia nervosa. Para se ter um exemplo, um cérebro acometido pelo vírus da cinomose, visto por um corte transversal ou sagital, quando ampliado 100 vezes no microscópio ótico, assemelha-se a um queijo suíço, cheio de buracos em seu interior. O paciente com essa enfermidade será um forte candidato a desenvolver sequelas motoras mioclônicas definitivas, que poderão ser minimizadas pelos efeitos modulatórios dos fitocanabinoides medicinais.

Os fitocanabinoides exercem ação sinérgica na restauração neuroplástica e neurogênica das células gliais do SNC e periférico. Para que haja uma efetiva regeneração tecidual, os astrócitos e as micróglias são acionados para dar mais suporte aos oligodendrócitos em questão (Lempp et al., 2014). O organismo resgata dos ossos os minerais, como magnésio, cálcio, fósforo, entre outras substâncias inorgânicas, a fim de minimizar os efeitos acidificantes da patologia. O excesso de minerais livres permite um meio mais alcalino ao cérebro, como também o predispõe a mais mineralizações focalizadas em vasos e tecidos gliais, além de desmineralizar os ossos do paciente, aumentando índices de fraturas em ossos longos e favorecendo as osteopenias e osteoporoses.

Este estudo refere-se aos tecidos gliais, particularmente às células que dão suporte neuronal e, consequentemente, ao SEC dos humanos e animais. Com o surgimento e o desenvolvimento da neurociência canábica, identificou-se que, para um simples processo de prescrição de fitocanabinoides, é necessária a proficiência acerca do funcionamento desses tecidos, de modo a compreender a principal relação entre os neurônios e as células gliais, para, assim, favorecer um ótimo funcionamento cerebral, evitando hiperestimular o SNC. O desconhecimento, em contrapartida, pode desfavorecer esse funcionamento, suprimindo a harmonia neuroglial e atrapalhando a neurofisiologia do cérebro perfeito, ou seja, para que haja sucesso desse conceito canábico, deve-se ter domínio do funcionamento das células gliais em face do SEC, entendendo que o número de células, incluindo suas relações evolutivas com os neurônios, pode fazer toda a diferença modulatória do SEC.

Como exemplo de modelo quantitativo dos tecidos gliais em relação aos animais, o Border Collie, considerado o cão mais inteligente do mundo, tem essa característica como principal hipótese devido ao fato de seu cérebro possuir maior número de células gliais se comparado com qualquer outro cão doméstico, conferindo a essas raças uma supercapacidade cognitiva, ou seja, um supercérebro. A principal diferença entre o Border Collie e o Poodle, que é considerado o segundo cão mais inteligente do mundo, é que os cães da raça Border Collie possuem níveis quantitativos superiores de células gliais no córtex cerebral em relação ao Poodle (McComas, 2019; Saganuwan, 2021; Healy, 2021).

No que diz respeito aos seres humanos, nos de elevado QI, foram identificadas, no córtex cerebral, mais células gliais do que em um humano comum. Consequentemente, aquele, inevitavelmente, tem um SEC mais funcional do que este, que apresenta números

A importância do tecido glial   51

inferiores de células gliais no córtex cerebral e em todo o restante do cérebro. O tecido glial e sua relação de proporcionalidade com os neurônios no cérebro correspondem a maiores níveis de inteligência, de maior proporcionalidade cognitiva, maior capacidade de memória hipocampal, melhor desenvolvimento da linguagem e, consequentemente, maior QI (Dell'Isola, 2012; Burrell, 2015; Messori, 2016).

Diante dessa relação entre a proporção neuronal e glial, para fins comparativos, estudo realizado em diferentes portes de cães mostra que um cão pesando em média 4 kg de peso vivo, com cérebro de 40 g, possui em torno de 430 milhões de neurônios e 3 bilhões de células gliais em seu córtex cerebral (Jardim-Messeder, 2017). Já um canino de 20 kg de peso vivo, com cérebro pesando 86 g, tem aproximadamente 530 milhões de neurônios e 3,4 bilhões de células gliais em seu córtex cerebral. Já um cão pesando 80 kg de peso vivo, com quase 180 g de cérebro, possui em torno de 620 milhões de células neuronais e 4 bilhões de células gliais em seu córtex cerebral.

Como o córtex é a parte do cérebro responsável pela cognição, atenção, motricidade e controle nociceptivo do cão, do gato e do homem, existe uma relação sinérgica direta entre o número de células gliais e o de neurônios no córtex cerebral, com a otimização do SEC. Em relação à percepção neurobiológica, ao comparar as proporções evolutivas do número de neurônios existentes no córtex cerebral e o número de células gliais existentes em cães (de pequeno, médio, e grande porte), os felinos e os seres humanos, a diferença proporcional no número de neurônios e de células gliais no córtex pode ser um grande indicativo evolutivo entre as espécies animais, incluindo os humanos.

Por exemplo, um canino doméstico, de 20 kg de peso vivo, tendo 530 milhões de neurônios e 3,4 bilhões de células gliais em seu córtex cerebral, permite uma proporcionalidade entre as células

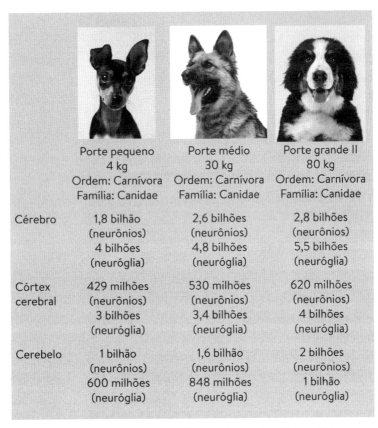

Figura 6 A relação do número de neurônios de células gliais no cérebro de cães domésticos de portes distintos.
Fonte: Instituto Tarcísio Barreto.
Crédito das imagens: Freepik.

corticais de 1:6. Quando fazemos a mesma comparação com os felinos, essa proporção sobe um pouco mais. Nos animais dessa mesma espécie não há muita diferença de massa corporal entre seus representantes domésticos, uma vez que esses felinos possuem uma média de peso vivo muito aproximada, em torno de 4 kg. Eles apresentam, em seu córtex cerebral, uma média de 250 milhões de neurônios e 1,7 bilhão de células gliais. Como resultado, essa proporção

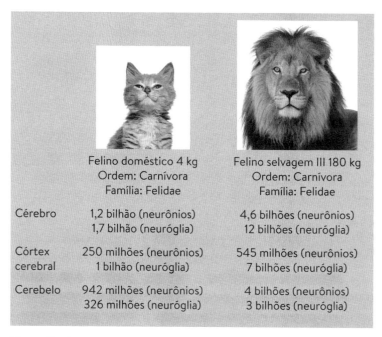

Figura 7 Relação do número de neurônios e células gliais do felino doméstico e do felino selvagem III.
Crédito das imagens: Freepik.

fica em 1:7. Já nos humanos, a proporção é um pouco menor. O número de neurônios presentes em seu córtex cerebral é de 16 bilhões de neurônios e de 60 bilhões de células gliais, conferindo uma proporção de 1:4. Esses dados mostram que, quanto mais evoluído é o animal, menor é a proporção entre o número de neurônios e de células gliais presentes na região cerebral responsável pela inteligência cognitiva.

Considerando a escala evolutiva, o homem, que representa o ser vivo mais evoluído cerebralmente falando, possui em todo o seu cérebro 86 bilhões de neurônios, e 84 bilhões de neuróglias. Esse dado indica que não é apenas o número de neurônios que faz a diferença, e sim o equilíbrio proporcional entre eles e os tecidos gliais.

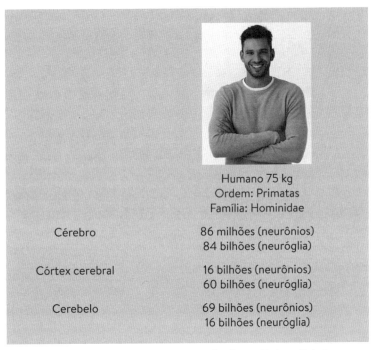

Figura 8 Número de neurônios cerebrais e células gliais I.
Crédito da imagem: Freepik.

Pesquisas de Suzana Herculano (2017) mostraram que a capacidade cognitiva de um ser está atrelada não apenas ao número de neurônios existentes em seu cérebro, mas também à qualidade de comunicação entre os neurônios. Em seu estudo, de 2017, a autora revelou que o tamanho do córtex e a evolução biológica da espécie não são determinantes, já que o córtex cerebral das aves, comparado com o de alguns primatas de tamanho semelhante, possui mais neurônios, mesmo sendo uma espécie evolutivamente inferior. A esse respeito, ela explica que os circuitos neuronais têm importância quanto à otimização cognitiva dos animais, além do número de neurônios presentes em seu córtex.

Para que um neurônio funcione corretamente e de forma otimizada, ele necessita de células de suporte estrutural, nutricional e imunológico, conhecidas como as células gliais, permitindo implicações interessantes para a fisiologia do cérebro. Olhando para o cérebro como um todo, essa proporção entre os neurônios e as células da glia, entre as espécies, pode variar um pouco. No caso dos humanos, que possuem 86 bilhões de neurônios e 84 bilhões de células da glia em todo o cérebro, essa proporção fica em 1:1. Nos cães, com peso vivo médio de 20 kg, com 2,6 bilhões de neurônios e 5 bilhões de células gliais em seu cérebro, essa proporção fica em 1:2. Nos felinos, que possuem 1,2 bilhão de neurônios e 1,7 bilhão de células gliais em seu cérebro, essa proporção fica em torno 1:1,4. Portanto, os humanos permanecem na frente quando o quesito é equilíbrio entre as unidades celulares cerebrais e a otimização cognitiva do cérebro pelas células gliais. Os felinos superam os caninos nessa comparação de equilíbrio proporcional entre os neurônios e as células gliais.

No que diz respeito à fitoterapia canábica para animais, alguns fatores, como raça, porte, espécie e proporção entre o número de células neuronais e as células da glia, devem ser considerados, pois estas últimas atuam direta e indiretamente no suporte e no apoio nutricional aos neurônios cerebrais, promovendo maior biossíntese das substâncias endocanabinoides no SEC e, ao mesmo tempo, participando do circuito endo e fitocanabinoide com seus receptores localizados na superfície de suas membranas celulares.

Ampliando a mesma analogia, ao comparar o leão com os gatos domésticos, considera-se que, apesar de aquele ser um animal de maior porte, a ponto de ser popularmente chamado de rei da selva, em uma análise evolutiva, os gatos domésticos apresentam mais equilíbrio entre o número de neurônios e células gliais em todo o cérebro, quando comparados aos leões selvagens. Um leão que pesa 180 kg, com cérebro de 200 g, possui em torno de 4,6 bilhões de neurônios e 12 bilhões de células gliais em seu cérebro, o que permite uma proporcionalidade de 1:3; já os felinos domésticos possuem proporcionalidade de 1:1,4 (Jardim-Messeder et al., 2017). Isso pode ser indício de um processo de evolução neurobiológica entre os felinos domésticos, quando comparados com os leoninos selvagens. A proporção e o equilíbrio entre as células neuronais e as gliais pode revelar um processo de adaptação e plasticidade no cérebro dos felinos domésticos, por apresentar um número de proporcionalidade semelhante ao dos seres humanos, que é 1:1.

No Capítulo 3 – Neurociência da *cannabis*, a relação do tecido glial com a inteligência emocional, psíquica e cognitiva, nos humanos e animais, é mais aprofundada. Nesse processo, quanto maior o número de células gliais presente no cérebro, mais inteligente a espécie será. O que está em evidência é a relação comparativa interespécies, na qual o número de neurônios cerebrais não é tão importante quanto a proporção entre os neurônios e as células da glia e suas inter-relações.

Com isso, há uma otimização funcional do SEC, promovendo o equilíbrio entre os neurônios e o tecido glial. Desse modo, quanto mais tecido glial um cérebro possuir, maior será a receptividade das substâncias canabinoides e mais sinalização nesse cérebro ocorrerá. Portanto, seguindo esse raciocínio da neurociência da *cannabis* em cães e gatos, deve-se ter muita atenção ao prescrever *cannabis* medicinal para cães de raças muito inteligentes, como Border Collie e Poodle, uma vez que esses animais têm maior potencial de sinalização do SEC quando comparado com outro cão com menor número de tecido glial em seu cérebro.

Como os felinos possuem um número equivalente de proporcionalidade entre neurônios e células gliais em seu cérebro, o SEC dessas espécies funciona com um pouco mais de sensibilização. A sinalização do SNC e periférico mediante *cannabis* medicinal torna-se otimizada, permitindo melhor entendimento prescritivo dessas substâncias fitocanábicas. Iniciar uma terapia canabinoide em felinos exige que se comece sempre com pequenas doses e se acompanhe a sinalização cerebral dessas substâncias.

Uma informação importante sobre os felinos é que eles também possuem uma deficiência da enzima hepática, glucoronil transferase, dificultando a conjugação das substâncias fitocanabinoides no fígado. A falta ou a deficiência dessa enzima permite maior toxemia mediante qualquer fármaco ou substância ingerida, que precisa ser metabolizada pelos hepatócitos no fígado, e depois seguir transitando pelas vias vasculares e até mesmo atravessar a barreira hematoencefálica.

Comparando um cão doméstico com um cão selvagem, no quesito funcionalidade do sistema endocanabinólico, podemos aferir que os cães domésticos se encontram inflamados e oxidados metabolicamente, devido ao excesso diário da ingestão de carboidratos vegetais inseridos nas dietas caseiras, contendo resto de comida humana, e às modernas dietas industrializadas apresentadas comercialmente na forma seca e úmida. Essas dietas apresentam altos índices de cargas glicêmicas, quando fabricadas com grãos, ou quando fabricadas com tubérculos incluindo frutas, o que pode aumentar a carga glicêmica do alimento. Ingerir excesso de açúcares diariamente é um grande problema para a saúde do cão doméstico, até porque essas dietas industrializadas ou caseiras ricas em cuscuz, arroz, batatas, legumes e frutas podem contribuir para a ingestão de 30 a 60% de carboidratos.

Considerando hipoteticamente esse mesmo cão doméstico perfazendo seu percurso evolutivo e voltando para a selva, ele teria de voltar a caçar, e seu alimento, que seria a própria caça, forneceria para ele um nível de açúcar completamente diferente dos alimentos comercialmente vendidos para cães domésticos, em torno de 5% de carboidrato animal. Na realidade atual, o excesso de carboidrato na dieta, diariamente, favorece o aparecimento de enfermidades em vários tecidos espalhados pelo corpo, principalmente no tecido cerebral, que precisa de mais gordura rica em corpos cetônicos e ácidos graxos, incluindo ômega 3 e 6, na proporção de 1:1, ou seja, muito mais do que o açúcar.

Portanto, a fim de compreender a importância do tecido glial para o bom funcionamento do SEC, os animais precisam estar menos inflamados e menos exigidos metabolicamente para que o sistema canabinoide endógeno execute funções corretamente. O principal problema enfrentado na clínica veterinária atualmente é que cães e gatos domésticos chegam com os sistemas endocanabinoide, pancreático, dopaminérgico, glutamatérgico, entre outros, muito exauridos de tanto desrespeito fisiológico, necessitando de mais terapias antioxidantes, anti-inflamatórias, analgésicas e antimicrobianas, pois se encontram imunossuprimidos.

Nesse caso, se o profissional envolvido não tiver noção dos processos inflamatórios crônicos provocados principalmente pela má alimentação, pela deficiência hormonal e pelo baixo nível de movimento corpóreo, ficará suscetível a fracassos terapêuticos, o que pode comprometer o sucesso desse princípio tão eficiente para essas espécies de animais. Precisamos entender que o cérebro do cão e do gato doméstico não precisa de tanta glicose, oriunda do alimento, e sim das rotas metabólicas energéticas advindas da gordura, da proteína e dos carboidratos de origem animal contidas nas glicoproteínas das carcaças.

REFERÊNCIAS

1. Burrell BD. Genius in a jar. Scientific American. 2015;313(3):82-7.
2. Chrisman C. Introdução ao sistema nervoso. In: Chrisman CL. Neurologia dos pequenos animais. São Paulo: Roca; 1997. p.3-9.
3. Connor J, Berkowitz E. A demonstration of glial filament distribution in astrocytes isolated from rat cerebral cortex. Neurosci. 1985;16(Issue 1):33-44.

A importância do tecido glial   **59**

4. Covelo A, Eraso-Pichot A, Fernández-Moncada E, Serrat R, Marsicano G. CB1R-dependent regulation of astrocyte physiology and astrocyte-neuron interactions. Neuropharmacology. 2021;195:108678.
5. Dell'Isola A. Mentes brilhantes. São Paulo: Universo dos Livros; 2012.
6. Diamond MC, Scheibel AB, Murphy Jr GM, Harvey T. On the brain of a scientist: Albert Einstein. Exp Neurol. 1985;88(1):198-204.
7. Francischini de Carvalho A, Pacheco MR, Artoni SMB, Mateus O. Morfologia de células neurológicas e imunológicas da medula espinhal de cães (Canis familiaris, Linnaeus, 1758). Acta Scientiarum. Animal Sciences. 2008;27(3):383-90.
8. Gartner L, Hiatt J. Tecido nervoso. In: Gartner LP, Hiatt JL. Atlas de histologia. 3 ed. Rio de Janeiro: Guanabara Koogan; 2002. p.125-38.
9. Govindpani K, Guzmán BC-F, Vinnakota C, Waldvogel HJ, Faull RL, Kwakowski A. Towards a better understanding of GABAergic remodeling in Alzheimer's disease. Int J Mol Sci. 2017;18(8):1813.
10. Healy S. Adaptation and the brain. Oxford: Oxford University Press; 2021.
11. Herculano-Houzel S. Numbers of neurons as biblical correlates of cognitive capability. Curr Opin Behav Sci. 2017;16:1-7.
12. Hirano A. Neurons, astrocytes and ependyma. In: Davis RC, Robertson DM (ed.). Textbook of neuropathology. Baltimore: Lippincott, Willians & Willians; 1985. p.4-19.
13. Jardim-Messeder D, Lambert K, Noctor S, Pestana FM, Leal MEC, Bertelsen MF, et al. Dogs heve the most neurons though not the largest brain: trade-off between body mass and number of neurons in the cerebral cortex of large Carnivoran species. Front Neuroanat. 2018.
14. Junqueira L, Carneiro J. Tecido nervoso. In: Junqueira LC, Carneiro J. Histologia básica. 10 ed. Rio de Janeiro: Guanabara Koogan; 2004. p.155-8, 163-6.
15. Leboffe M. Tecido nervoso e órgãos do sistema nervoso. In: Leboffe MJ. Atlas fotográfico de histologia. Rio de Janeiro: Guanabara Koogan; 2005. p.79-100.
16. Lempp C, Spitzbarth I, Puff C, Cana A, Kegler K, Techangamsuwan S, et al. New aspects of the pathogenesis of canine distemper leukoencephalitis. Viruses. 2014;6:2571-601.
17. Machado C. Tecido nervoso. In: Machado A. Neuroanatomia funcional. 2 ed. São Paulo: Atheneu; 2002. p.17-29.
18. Mackie K. Cannabinoid receptors: where they are and what they do. J Neuroendocrinol. 2008.
19. McComas A. Sherrington's loom: an introduction to the science of consciousness. Oxford: Oxford University Press; 2019.
20. Messori C. Intelligence vs. artificial intelligence: the king is naked. Open Access J Sci. 2016;3:e3115.
21. Miller R, Raff M. Fibrous and protoplasmic astrocytes are biochemically and developmentally distinct. J Neurosci. 1984;4(2):585-92.

60 *Cannabis* medicinal para cães e gatos

22. Moon C, Shin T. Increased expression of osteopontin in the spinal cord of Lewis rats with experimental autoimmune neuritis. J Vet Sci Suwon. 2004;5(4):289-93.
23. Navarrete M, Araque A. Endocannabinoids mediate neuron-astrocyte communication. Neuron. 2008;57(Issue 6):883-93.
24. Navarrete M, Araque A. Endocannabinoids potentiate synaptic transmission through stimulation of astrocytes. Neuron. 2010;68(Issue 1):113-26.
25. Neffe J. Einstein: a biography. Cambridge: Polity; 2009. p.25.
26. Oberheim N, Wang X, Goldman S, Nedergaard M. Astrocytic complexity distinguishes the human brain. Trends Neurosci. 2006;29(10):547-53.
27. Saganuwan S. Modified formulas for calculation of encephalization: quotient in dogs. BMC Res Notes. 2021;14:223.
28. Vasconcelos RO, et al. Variação morfológica da micróglia na encefalite experimental pelo vírus da estomatite vesicular em camundongos. ARS Vet Jaboticabal. 2004;20(2):228-32.
29. Verkhratsky A, et al. Neuroglia in neurodegenerative diseases. Adv Exp Med Biol. 2019.

5

Terapêutica da *cannabis* em cães e gatos

A *cannabis* é uma alternativa terapêutica para animais de estimação que apresentam alguma patologia de ordem neurológica, imunológica, osteoarticular, principalmente de aspecto crônico, para os que já fizeram uso de terapias alopáticas convencionais, incluindo anti-inflamatórios esteroidais e não esteroidais, antibióticos, imunossupressores, quimioterápicos e imunomoduladores.

Todo paciente canino ou felino que necessite da fitoterapia canábica possui especificidade terapêutica, portanto, algumas peculiaridades com relação a raças, porte, espécie e estado físico e mental precisam ser levadas em consideração, pois existem alguns detalhes a que o prescritor deve estar atento.

Por exemplo, cães das raças Border Collie e Poodle são animais que apresentam, em sua composição anatômica, números elevados de células gliais presentes no sistema nervoso central (SNC), o que permite maior número de receptores canabinoides. Mais detalhes desses conceitos são apresentados nos capítulos sobre neurociência da *cannabis* e sobre a importância do tecido glial para a biossíntese dos endocanabinoides canino e felinos. Essa peculiaridade permite ao médico entender que a posologia fitoterápica deverá ser avaliada de acordo com o paciente e a raça que receberá a fitotera-

62 *Cannabis medicinal para cães e gatos*

pia. Cães com QI elevado necessitam de menores posologias comparados aos que possuem menores quantidades de tecido glial, pois apresentam um sistema endocanabinoide (SEC) otimizado, o que confere a esses animais maior cognição.

Já os felinos apresentam uma característica própria, muito conhecida, no meio médico-veterinário, que é a deficiência de enzimas hepáticas responsáveis pela metabolização de vários fármacos, incluindo os fitocanábicos. A glicuronil transferase, que é a enzima responsável pela conjugação de fármacos, como álcoois, fenóis, aminas, ácidos graxos e, possivelmente, fitocanabinoides administrados para fins terapêuticos, participa da conjugação dessas substâncias no fígado, permitindo o trânsito sérico com o intuito de reduzir a toxicidade orgânica. Ela transforma a bilirrubina não conjugada em conjugada. Como os gatos possuem essa deficiência enzimática, o médico especialista em medicina canábica felina deve saber que os tipos e as concentrações dos fitocanabinoides precisam ser reduzidos para evitar efeitos colaterais de toxicidade metabólica nessa espécie animal.

Em animais que não apresentam patologia, dor, déficit cognitivo, reprodutivo, ou que apresentam excelente imunidade e bom aspecto físico e mental, não há necessidade de utilizar substâncias canabinoides para fins preventivos. Muitos tutores já estão buscando a *cannabis* com a finalidade de otimizar os sistemas orgânicos do corpo. Não é que seja proibida a indicação médica do uso dos fitocabinoides tetraidrocanabinol (THC) e canabidiol (CBD) em animais hígidos sem qualquer déficit orgânico. Todavia, por conter substâncias de plantas, sua utilização se deu principalmente em humanos, que são seres onívoros, que se beneficiam de substâncias contidas em frutas, vegetais e fungos, como é o caso dos psidodélicos, que possuem substâncias alucinógenas extraídas dos cogumelos *Psilocybe cubensis*.

Cães e gatos são carnívoros e não necessitam, fisiologicamente, das substâncias extraídas de plantas ou fungos. Tudo o que eles conseguem e necessitam é encontrado na caça ou no solo, como é o caso de alguns minerais, que possuem também ações antiparasitárias, antivirais e, muitas vezes, agem como coenzimas em diversas reações do corpo animal e humano.

Quando se trata de animais que apresentam patologias crônicas de caráter imunológico, neurológico e ortopédico, a *cannabis* segue seu caminho, como opção alternativa, na redução dos efeitos colaterais advindos das drogas alopáticas sintéticas, estas que, além de não resolverem o problema definitivamente, desregulam vários outros sistemas do corpo animal. A *cannabis* medicinal trouxe para os clínicos com visão hoslística, integrativa e funcional uma perspectiva terapêutica alternativa no tratamento de pacientes doentes, com enfermidades de origem crônica e sem cura, que acometem os tecidos imunológicos, esqueléticos, cerebrais e viscerais. São pacientes que precisam restabelecer o equilíbrio neurometabólico, modulando bioquimicamente todo o corpo a partir da ação da *cannabis* oferecida exogenamente.

Durante anos prescrevendo *cannabis* para animais de estimação que apresentavam alguma enfermidade, principalmente aqueles pacientes que tomavam por anos drogas como fenobarbital, analgésicos, ansiolíticos, entre outras, não foi incomum receber solicitação de tutores, muito precavidos com a própria saúde e que se utilizavam dos benefícios da medicina preventiva, para prescrever *cannabis* para seus animais, mesmo não apresentando qualquer enfermidade específica. Muitos dos animais, inclusive, eram jovens e de pequeno porte, que entram para o grupo peculiar em que o menos é sempre mais. Destaque-se que, na terapia canábica, não há indicação preventiva de uso da *cannabis* medicinal para carnívoros domésticos. Para seres humanos, entretanto, pode fazer total sentido, obviamente com o uso moderado e orientado por algum profissional da medicina canábica.

O conhecimento profundo em neurobiologia canina e felina é de fundamental importância para o médico-veterinário que vai iniciar seus estudos em *cannabis* medicinal nessas espécies, como alternativa terapêutica nas áreas da oncologia, ortopedia, neurologia, metabologia e neurociência. As diferenças anatômicas e fisiológicas dessas espécies podem interferir diretamente nos efeitos e resultados da terapêutica fitocanábica. Médicos de cães e gatos domésticos precisam compreender a ciência cerebral e as diversidades que envolvem esses animais.

O funcionamento do cérebro varia com as raças, espécies e portes e devem ser levados em consideração, principalmente quando precisamos implantar qualquer terapia envolvendo o SNC e periférico. Assim como o número de neurônios, de mitocondrias, de células gliais, de neurotransmissores e de hormônios, pois essas substâncias e estruturas interferem direta e indiretamente na terapêutica dos fitocanabinóides, além dos hábitos alimentares e dos próprios hábitos sociais desses seres.

Raças de cães que apresentam maior número de células gliais em seu cérebro, como Poodle e Border Collie, podem apresentar maiores potencializações terapêuticas quando comparadas à outras raças. Eles, teoricamente, são mais sensíveis a estímulos neurobioquímicos. Isso se deve à maior otimização cerebral receptiva, ou seja, quanto maior o número de células, principalmente gliais, em seus cérebros, maior será sua inteligência e maior sua ligação aos ativos terapêuticos fitocanabinoides, com consequentes sinalizações neuronais.

Portanto, é preciso muito cuidado ao utilizar terapias neuronais em pacientes muito inteligentes, para evitar estímulos excessivos. Essa teoria vale para todos os animais com QI alto e que necessitam de uma terapia química antiepilética e ansiolítica, por exemplo. Todo prescritor de *cannabis* medicinal para cães e gatos necessita entender da ciência, da biologia e da bioquímica do cérebro. Os felinos, por exemplo, além de sabermos que são animais com menor número de neurônios e de tecidos gliais em seu cérebro, comparados com os cães, têm menor capacidade conjuradora de químicos em seu fígado, pela deficiência das enzimas glucoronil transferase. Essa é outra grande informação, para evitar que os fitocanábicos se tornem vilões em uma terapia canabinoide em felinos.

O mesmo vale para animais filhotes, pois o SEC desses animais está em pleno neurodesenvolvimento, ou seja, em plena sinalização modulatória canabinoide. Daí se faz necessário, nesta época de neurodesenvolvimento biológico, deter esses conhecimentos para evitar doses excessivas e frequentes de fitocanabinoides, a fim de não danificar o SCN em formação funcional. É necessário iniciar sempre com doses baixas desses fitocanabinoides, associados a terapias adjuvantes como ácidos graxos, substâncias antioxidantes, vitaminas, minerais e alimentos que menos inflamam o organismo, com o intuito de atingir o objetivo terapêutico.

Animais que comem rações industrializadas e alimentos contendo excesso de carboidrato, como arroz, batata, jerimum, abobrinha, milho, trigo, soja e frutas, apresentam um cérebro em alto funcionamento devido aos estímulos energéticos utilizados. A rota metabólica energética das dietas glicogênicas produz maior número de metabólitos, incluindo ácidos láticos, o que permite maior acidificação do organismo, diminuindo o pH do corpo. A inflamação crônica, gerada pelos alimentos, é uma das principais causas de doenças primárias e secundárias que afetam nossos animais domésticos. Desde diabetes, artrite, artrose, obesidade, pressão alta, infecções recorrentes, câncer, doenças autoimunes e principalmente as inflamatórias do SNC.

O pH do corpo, quando baixo, cronicamente, permite maior sequestro de minerais do esqueleto, a fim de tamponar o pH do am-

66   *Cannabis* medicinal para cães e gatos

biente interno do organismo, com a ideia de mantê-lo alcalino. Esse sequestro mineral gera um desbalanço das substâncias inorgânicas do corpo, o que pode favorecer a formação de urólitos nas vesicais biliares, urinárias, rins e dentes, formando o que chamamos de cálculos dentários. A utilização, em maior parte, dessa via energética, rica em carboidratos, causa vários danos, a longo prazo, ao organismo dos animais e dos humanos. O excesso de açúcar na dieta permite também uma redução da imunidade devido ao excesso de cortisol gerado, impedindo a conversão da T4 em T3, por inibição enzimática, causando possíveis bradicardias, infecções recorrentes e distúrbios gastrointestinais a longo prazo.

Crianças e animais com dietas ricas em carboidratos, no geral, tornam-se muito agitados e hiperativos. Todas essas informações são de alta importância quando precisamos controlar a ansiedade, o excessivo estímulo cerebral, incluindo hiperatividade e convulsões e o controle das dores crônicas. Excesso do neurotransmissor glutamato, sintetizado pelo alto consumo de carboidrato, poderá acelerar a função cerebral, nesses momentos em que necessitamos controlar e modular. Nenhum organismo necessita de excesso de açúcar e sim de ATP, adenosina trifosfato, produzida pelas mitocôndrias.

USO DA *CANNABIS* NO CONTROLE DA DOR, DA INFLAMAÇÃO E DAS DOENÇAS OSTEOARTICULARES

Os efeitos terapêuticos da *cannabis* em animais de estimação no controle da dor, da inflamação e da osteoartrite convergem, oferecendo ao paciente uma melhora na qualidade de vida, reduzindo os efeitos colaterais da patologia. Em todo o mundo, a expansão do uso isolado do CBD nos tratamentos ortopédicos vem ganhando expressão, já que, em muitos países, o uso de todos os componentes da *Cannabis sativa* é proibido, tendo ainda como permissão a presença de apenas 0,3% de THC.

Na dor, a dose recomendada do óleo rico em CBD é de 2 mg/kg de peso vivo, podendo chegar a 8 mg/kg. Essa diferença se deve às variações anatomofisiológicas de cada paciente, pois uns respondem muito bem a doses baixas e outros a doses mais elevadas. A utilização desenfreada de anti-inflamatórios e analgésicos por médicos-veterinários que se utilizam apenas desses meios alopáticos no controle inflamatório articular, muscular, ósseo; e tutores que cada vez mais vêm buscando se informar na internet para tentar resolver o problema de seu animal sem uma devida orientação profissional especializada, podem até promover maiores danos vasculares, renais, hepáticos e cerebrais.

O controle da osteoartrite na clínica médica veterinária ainda é feita de forma muito tradicional, reduzindo o espaço físico dos pacientes que se utilizam de drogas anti-inflamatórias de longa ação (15 dias cada comprimido), muitas vezes associando corticosteroides ou usando esses anti-inflamatórios esteroidais de forma contínua. O uso contínuo das drogas esteroidais pode afetar diversos sistemas e órgãos. Além disso, a retenção de líquido, por alterar a eliminação do sódio, pode aumentar a pressão corpórea; e a imunossupressão, por alterar as principais secreções de T3 e T4 (hormônios tireoidianos), pode favorecer a supressão dos níveis do cortisol endógeno, causando fragilidade capilar e regulamentar, entre outros problemas provocados pelo uso descontrolado do anti-inflamatório esteroidal.

O uso da *cannabis* como método alternativo na rotina clínica veterinária, nos casos de osteoartrite e osteocondrose, pode trazer um grande benefício aos pacientes com redução dos problemas de desgastes osteoarticulares e principalmente da dor. Nesses pacientes, ao contrário dos que utilizam anti-inflamatórios por longo período, percebeu-se que, quanto mais tempo ele se encontra na terapia canábica, menor é a dose utilizada. O tempo determina a quantidade de *cannabis* necessária ao controle alternativo da dor dos pacientes com osteoartrite.

A osteoartrite é uma patologia óssea e articular muito comum em cães. Tem relação direta com o hábito de vida do paciente. A alimentação rica em carboidratos vegetais para essa espécie carnívora, aliada à baixa atividade física e à castração precoce, favorece o desenvolvimento dessas patologias. As articulações sinoviais recebem o aporte nutricional por meio das arteríolas que passam por duas filtrações, uma pela cápsula articular e outra pela membrana sinovial, localizada mais internamente, transformando-se em um líquido translúcido, rico em nutrientes, conhecido como sinóvia.

Quando se trata de utilizar a *cannabis* medicinal para aliviar as principais enfermidades que acometem as articulações, os ossos, tendões e músculos dos cães domésticos, destaca-se o fitocanabinoide CBD isolado. O uso dessas substâncias para fins osteoarticulares ganhou força a partir de estudos realizados na década de 1990, os quais registraram que essa molécula tinha muita afinidade receptiva por esses tecidos esqueléticos, ou seja, por possuir maior afinidade pelos receptores tipo 2 que, nessas regiões, são mais abundantes.

Pesquisadores, ao usarem o canabinoide endógeno anandamida em associação com palmitietanolamida (PEA), constataram que ambos atuaram em sinergia e que ocorreu resposta à dor 100 vezes mais potente, além de ambos poderem mediar o efeito do controle intrínseco da iniciação da dor por meio dos receptores periféricos CB1 e CB2. Calignano et al. (1998) e Malfait et al. (2000) afirmam que, ao usarem CBD em camundongos, por meio de ações anti-inflamatórias e imunossupressoras combinadas, terão acentuado efeito antiartrítico na artrite induzida por colágeno.

Nos EUA, nos anos 2000, Verrico et al. averiguaram que o CBD tem papel significativo no tratamento da osteoartrite e em outros processos inflamatórios, atuando tanto na dor quanto na melhora da qualidade de vida de animais como em humanos. De modo semelhante, pesquisadores europeus constataram que cães que fizeram uso de canabinoides obtiveram redução expressiva das dores e da inflamação (Idris e Ralston, 2012; Della Rocca e Di Salvo, 2020).

Logo surgiram outros trabalhos em diversas áreas na medicina veterinária, trazendo novas vertentes sobre o uso da *cannabis* medicinal como terapia alternativa na dermatologia, na imunologia, na reumatologia, entre outras.

O SEC é um importante regulador do metabolismo dermatológico de animais de laboratório, de animais domésticos, como cães e gatos, e de humanos, participando da homeostase da pele. Trabalhos como o de Luca Campora, em 2012, entre outros pesquisadores, demonstraram que há vários receptores canabinoides do tipo I e tipo II, principalmente nos folículos pilosos, nas glândulas sudoríparas, nas glândulas sebáceas, nos mastócitos, nas células endoteliais e nos fibroblastos. Esse estudo, além de comprovar a existência de receptores canabinoides na pele, mostrou que em cães que apresentavam dermatites atópicas, os testes de imunorreatividade dos receptores CB1 e CB2 foram mais evidentes comparados aos testes de imunorreatividade dos mesmos receptores canabinoides I e II que não possuíam dermatite atópica. Em amostras de tecido de controle positivo à dermatite atópica, a imunorreatividade CB1 também foi evidenciada em todas as áreas do hipocampo desses cães, e a imunorreatividade CB2 foi detectada também nas zonas de células B dos folículos linfoides.

Em 2016, o pesquisador húngaro Átila Oláh e sua equipe sugeriram que os efeitos antiacne dos fitocanabinoides não psicotrópicos canabicromeno e canabidivarina possuem potencial no tratamento da síndrome da pele seca, e que canabigerol, canabigerovarina e tetraidrocanabivarina têm efeito promissor de serem altamente eficientes como os novos agentes antiacne.

Tratando-se de neoplasias pulmonares, os efeitos do uso da *cannabis* são inúmeros. Diversos pesquisadores constataram que, ao utilizarem canabinoides, observaram a ação tóxica nas células tumorais do pulmão, morte celular de células neoplásicas do pulmão, lise de células malignas pulmonares por meio da ação da ativação de ICAM-1 e apoptose e estimulação da parada do ciclo celular do câncer de pulmão e de outros tipos tumorais (Ramer et al 2013, Haustein et al 2014; Hosami et al 2021).

O estudo do SEC e de seus compostos canabimiméticos poderá ser um grande aliado para a dermatologia veterinária do futuro em relação às terapias dermatológicas imunomediadas e inflamatórias em cães e gatos domésticos. A esse respeito, um estudo duplo cego controlado, realizado em 2019 pelos pesquisadores da Universidade da Flórida, entre eles Marsella, Ahrens, Sanford, Trujillo, Massre, Soeberdt e Abels, mostrou que, se ativarmos os receptores canabinoides tipo II na pele, reduziremos o prurido e a inflamação de cães provocados pela dermatite alérgica à picada de ácaros. O estudo foi realizado com 19 cães da raça Beagle, atópicos, utilizando um produto com efeito inibidor tópico do transportador de membrana endocanabinoide, conhecido como WOL067-531, em forma de gel. Esse produto era passado 2 vezes ao dia, por um período de 28 dias. Os cães eram avaliados 2 vezes por semana. A dermatite e o prurido foram pontuados semanalmente por pessoas que desconheciam a qual tratamento pertenciam os animais. Para pontuar a dermatite, foi usado um sistema validado e o prurido foi classificado e avaliado após comparações feitas por vídeos. O grupo de cães que recebeu gel placebo teve aumento de crises inflamatórias e de coceira na pele comparado ao grupo que recebeu o gel com princípio ativo, havendo nestes últimos uma redução significativa do prurido tanto na área inguinal como em outras partes do corpo. Nenhum efeito adverso foi notado nessa pesquisa. Portanto, a redução da inativação de canabinoides endógenos poderia ser uma opção terapêutica para a dermatite alérgica.

REFERÊNCIAS

1. Calignano A, La Rana G, Giuffrida A, Piomelli D. Control of pain initiation by endogenous cannabinoids. Nature. 1998;394(6690):277-81.
2. Campora L, Miragliotta V, Ricci E. Cannabinoid receptor type 1 and 2 expression in the skin of health dogs and dogs with atopic dermatitis. J Am Vet Med Assoc. 2012 Jul 1;73(Issue 7).
3. Della Rocca G, Di Salvo A. Hemp in veterinary medicine: from feed to drug. Front Vet Sci. 2020;7:1-11.
4. Haustein M, Ramer R, Linnebacher M, Manda K, Hinz B. Cannabinoids increase lung cancer cell lysis by lymphokine-activated killer cells via upregulation of ICAM-1. Biochem Pharmacol. 2014;92(2):312-25.
5. Hosami F, Manayi A, Salimi V, Khodakhah F, Nourbakhsh M, Nakstad B, et al. The pro-apoptosis effects of Echinacea purpurea and Cannabis sativa extracts in human lung cancer cells through caspase-dependent pathway. BMC Complement Altern Med. 2021;21(1):37.
6. Idris AI, Ralston SH. Role of cannabinoids in the regulation of bone remodeling. Front Endocrinol. 2012;3:1-8.
7. Malfait AM, Gallily R, Sumariwalla PF, Malik AS, Andreakos E, Mechoulam R, et al. The nonpsychoactive cannabis constituent cannabidiol is an oral anti-arthritic therapeutic in murine collagen-induced arthritis. Proc Natl Acad Sci USA. 2000;97(17):9561-6.
8. Marsella R, Ahrens K, Sanford R, Trujillo A, Massre D, Soeberdt M, et al. Double blinded, vehicle controlled, crossover study on the efficacy of a topical endocannabinoid membrane transporter inhibitor in atopic beagles. Springer. 2019;311(7).
9. Oláh A, Markovics A, Szabó-Papp J, Szabó PT, Stott C, Zouboulis CC, et al. Differential effectiveness of selected non-psychotropic phytocannabinoids on human sebocyte functions implicates their introduction in dry/seborrhoeic skin and acne treatment. Experimental Dermatology. 2016;25(9):701-7.
10. Ramer R, Heinemann K, Merkord J, Rohde H, Salamon A, Linnebacher M, et al. COX-2 and PPAR-γ confer cannabidiol-induced apoptosis of human lung cancer cells. Mol Cancer Ther. 2013;12(1):69-82.
11. Rocha ADS, Pereira BHN, Oliveira ES, Junqueira LS. Nosological characteristics of dogs submitted to tplo by an orthopedic service in the state of RJ, Brazil. Virtual Conference. South Braz J Chem. 2022.
12. Slauterbeck JR, Pankratz K, Xu KT, Bozeman SC, Hardy DM. Canine ovariohysterectomy and orchiectomy increase the prevalence of ACL injury: comparative study. Clin Orthop Elat Res. 2004;(429):301-5.
13. Verrico CD, Wesson S, Konduri V, Hofferek CJ, Vazquez-Perez J, Blair E, et al. Study of daily cannabidiol for the treatment of canine osteoarthritis pain. Pain. 2020.

6

Cannabis no controle da dor canina

A sensação da dor cerebral envolve áreas encefálicas relacionadas aos circuitos emocionais, interferindo inclusive no comportamento canino e felino. É assim que acontece na osteoartrite e nas doenças crônicas autoimunes intestinais em cães e em humanos, nos quais essas enfermidades informam ao cérebro, de forma difusa e constante, sobre os processos dolorosos que acompanham os pacientes por longos períodos, podendo gerar alterações comportamentais e/ou marcha deambulatória.

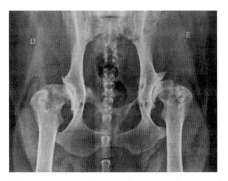

Figura 1 Radiografia coxofemoral de um Pastor-alemão com displasia de quadril severa. Osteoartrose bilateral de grau elevado. Coxofemoral esquerda apresenta uma fratura em cabeça femoral.
Fonte: Instituto Tarcísio Barreto

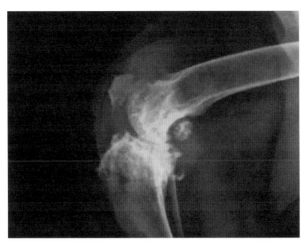

Figura 2 Radiografia de um Pastor-alemão adulto com sinais de artrose severa em joelho direito.
Fonte: Instituto Tarcísio Barreto

O principal objetivo para nós, médicos, é minimizar os efeitos da dor crônica, buscando alternativas terapêuticas no controle dessas sensações álgicas que acometem muitos animais e muitos humanos reumáticos. Nesse sentido, é importante buscar substâncias que atuem em receptores periféricos, para modular a dor localmente, e em receptores medulares, minimizando a sensação dolorosa ao sistema nervoso central (SNC), com menores efeitos colaterais. Esse é o grande objetivo farmacológico da medicina do século XXI.

Como relata o médico-veterinário americano Dr. Cimino Brown, em um trabalho publicado na revista *Clinical Experimental Rheumatology*, de 2017, 20% dos cães dos EUA, totalizando quase 15 milhões de animais, desenvolvem osteoartrite de forma espontânea. Por isso, é necessário entender sua fisiopatogenia para realizar tratamentos associados com terapias alternativas, muitas delas de modo extrarrótulo, largamente utilizadas para tratar humanos com osteoartrite crônica, já que não há um protocolo definitivamente seguro e tão eficiente para essa enfermidade.

Já em felinos, as dores crônicas osteoarticulares afetam mais de 90% desses animais, o que pode ser demonstrado em avaliações radiográficas. Além disso, mais da metade desses animais apresenta sinais clínicos da doença (Barve et al., 2007; Slingerland et al., 2011). No processo de tratamento com endocanabinoides, assim que a informação de dor é recebida, o cérebro dos animais tenta minimizar essas sensações produzindo substâncias analgésicas endógenas que são sintetizadas quando o sistema opiáceo é ativado. Muitas vezes, tanto as áreas encefálicas quanto a liberação das endorfinas são moduladas pelo próprio sistema endocanabinoide (SEC). Apesar de a dor crônica ter alta prevalência e ser uma patologia incapacitante, os tratamentos atuais, via de regra, são insuficientes no controle da dor crônica vertebral em cães e gatos domésticos.

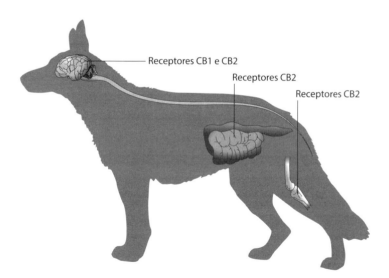

Figura 3 A informação sensitiva da articulação chega ao cérebro, e o sistema endocanábico regula a dor nessas regiões através dos receptores CB2, presentes no intestino e no sistema musculoesquelético.
Fonte: adaptado de Thais Barreto.

Para muitos especialistas, a dor é um sinal de alerta que protege o corpo, que ativa áreas centrais e periféricas em forma de respostas físico-químicas, a fim de minimizar os danos teciduais (Janeiro, 2017). Quando pensamos em dor, imaginamos aquele momento de muita sensibilidade, de muito incômodo sensorial, insuportável, que ocorre, com frequência, de forma repentina ou imediata. Ela é conhecida como dor aguda, de evolução rápida e com duração de 3 semanas.

Nesse processo, vários receptores periféricos são sensibilizados e a informação segue via neurônios sensitivos até chegar à região dorsal da medula espinhal. Nesse ponto, há dois caminhos percorridos por essas vias: uma delas retorna, em forma de arco reflexo; e a outra segue em direção ao córtex somatossensorial. Chegando à região do tronco encefálico, especificamente no bulbo, fibras nervosas provenientes de um lado do cérebro cruzam com aquelas de lado oposto, ou seja, ocorre uma decussação da informação sensitiva, que é posteriormente encaminhada ao tálamo e segue em direção aos receptores nociceptivos do córtex somatossensorial, no córtex parietal.

Os cães demonstram ser mais resistentes e com limiar mais alto para as dores agudas. Quando comparamos um cão com um membro fraturado e um humano, é nítida a diferença entre os dois em suportar a sensação dolorosa. Um cão de rua com o fêmur fraturado caminha normalmente com o membro solto, sem mostrar qualquer sinal de desconforto álgico. Comparando a mesma situação, o humano com o fêmur fraturado não mexe a perna, nem se levanta da cama, de tanto incômodo que sente. Ambos possuem os mesmos receptores e estruturas sensitivas corticais que recebem e enviam as informações aos núcleos específicos. O que pode explicar tamanha diferença sensorial e emocional desses dois seres? Um limiar álgico distinto.

Durante o trajeto da informação dolorosa até a área do córtex parietal, ocorre uma modulação dessa informação dolorosa a fim de amenizar as informações bruscas e grosseiras da dor, captadas pelos receptores periféricos, até chegar às regiões corticais nociceptivas da dor. As informações da dor precisam ser moduladas pelo SEC, a partir de receptores específicos, dentro da medula espinal.

As dores agudas podem trazer muitos incômodos sensoriais aos animais, por deixarem de comer, por gemerem de dor, por suspenderem o membro ou a articulação afetada, por caminharem com dificuldade, por ficarem com olhares tristes, entre outros sinais. A dor aguda traz uma sensação ao tutor de muito sofrimento e baixa qualidade de vida de seu animal de estimação.

Já as dores crônicas podem passar despercebidas até por muitos profissionais experientes. Nesse caso, avaliações superficiais, pontuais e pouco integradas podem gerar conclusões superficiais da dor crônica. Clínicos veterinários gerais são extremamente capazes de avaliar possíveis enfermidades crônicas ortopédicas, neurológicas, nefrológicas e endocrinológicas em seus pacientes. Não necessariamente precisam ser especialistas em ortopedia, neurologia, nefrologia ou até mesmo endocrinologia para avaliar se seu paciente apresenta alguma dor neuropática, na região cervicotorácica da coluna vertebral; se seu paciente apresenta dores musculares, ósseas; se tem mudança de comportamento, alterações cardiocirculatórias, nefrológicas e endócrinas. Ter uma base profunda em anatomia e fisiologia já ajuda e muito o entendimento patológico. Precisamos entender aspectos básicos de comportamento, de postura, de hábitos, de psicologia animal. Nas fotos e figuras a seguir, em uma simples avaliação observacional, podemos ver alguns animais em atendimento clínico que demonstram sinais e aspectos de dores crônicas.

Cannabis no controle da dor canina 77

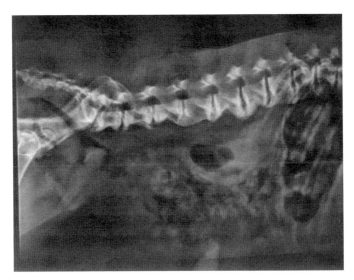

Figura 4 Radiografia de um canino da raça Boxer, com discoespondilose severa. Paciente apresentava muita dor vertebral.
Fonte: Instituto Tarcísio Barreto.

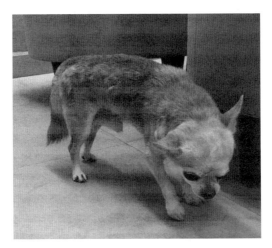

Figura 5 Paciente da raça Chihuahua com dor em região cervical. Após tomografia, foi encontrada hérnia discal, na região ventral direita, comprimindo a medula espinhal.
Fonte: Instituto Tarcísio Barreto.

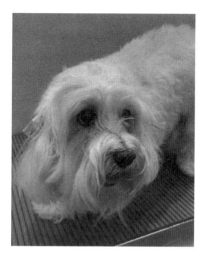

Figura 6 Paciente da raça Lhasa Apso, com dor crônica neuropática cervicotorácica.
Fonte: Instituto Tarcísio Barreto.

Um dos principais benefícios da *cannabis* medicinal é o controle da dor crônica. Muitos tutores de cães e gatos domésticos procuram as clínicas médicas para tratamento de dores agudas e poucos se preocupam com as dores crônicas, já que acham que são suportáveis, senão imperceptíveis. Grande parte dessas dores acomete os ossos, as articulações, os músculos e os órgãos internos desses animais. A escolha de tratamentos alternativos está aumentando cada vez mais, com profissionais buscando cursos e pós-graduações em terapias holísticas, integrativas e fitoterápicas, incluindo a *cannabis* medicinal.

Vários mecanismos bioquímicos e neurofisiológicos no combate à dor crônica, incluindo a *cannabis* medicinal, vêm sendo estudados e cada vez mais defendidos por profissionais da clínica médica veterinária, principalmente nos últimos anos. Muitos trabalhos demonstram esses efeitos no SNC de todos os animais, incluindo os mamíferos de quatro patas.

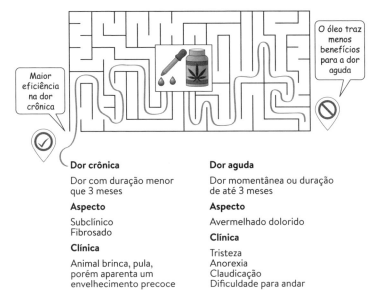

Figura 7 Fluxograma da dor crônica e aguda.
Fonte: Instituto Tarcísio Barreto.

Nesta prática médica, muitos foram os obstáculos enfrentados na busca por respostas para os milhões de perguntas que tinha na cabeça, com o intuito de entender e interligar os sistemas do corpo, desenvolvendo um novo protocolo preventivo e curativo de todas as enfermidades enfrentadas pelos nossos animais de quatro patas. A dor é uma delas. Já com esse modo mais holístico de enxergar a saúde, a neurociência trouxe muitas respostas do cérebro no percurso da dor em cães e gatos, fazendo entender os pequenos sinais das sensações físico-químicas, já que eles são seres que não verbalizam, mas emitem sinais comportamentais, visuais e posturais da dor: cabeça baixa, olhar triste, pelos esbranquiçados no focinho, como se tivessem envelhecido 10 anos em 1. A dor crônica permite envelhecer de forma muito rápida devido às mudanças bioquímicas e à ativação constante dos receptores nociceptivos do córtex pré-frontal.

Um trabalho desenvolvido pelos pesquisadores Maayah et al. em 2020, publicado pela revista *Elsevier*, no segmento de bioquímica e biofísica das bases moleculares das doenças, demonstrou os verdadeiros mecanismos do controle da dor e da inflamação com base nos receptores canabinoides CB1 e CB2. Os mesmos pesquisadores afirmaram que o canabidiol (CBD), com o tetraidrocanabinol (THC), atua como modulador alostérico positivo dos receptores opioides mu e delta, com efeitos antinociceptivos. Os receptores CB1 estão expressados nos terminais nervosos, nos macrófagos e nos próprios mastócitos. Já os receptores CB2 também são expressos nos macrófagos e também nos linfócitos T. Mediadores inflamatórios, como IL-2, fator de necrose tumoral alfa (TNF-alfa), que são suprimidos em nível periférico quando esses receptores CB2 são ativados.

No caminho da dor, na medula, encontramos receptores CB1 nos gânglios do corno dorsal e CB2 nas células da glia, como micróglia, astrócitos, conforme vimos anteriormente. A modulação da informação da dor, que ascende para o SNC, é feita quando esses receptores são acionados, permitindo que a dor chegue em menor grau ao córtex pré-frontal. A ativação dos receptores CB1 no cérebro produz múltiplos efeitos biológicos na regulação dos neurotransmissores glutamatérgicos, como o glutamato e os neurotransmissores inibitórios, como o gaba. Segundo afirmam Avello et al., os fitocanabinoides têm a capacidade de bloquear ou inibir a transmissão dos impulsos nociceptivos da dor, em diversos níveis, por meio da ativação dos receptores do tipo I, no cérebro e na medula.

O SEC também inibe a dor por diminuir a ação enzimática da adenilato ciclase. Ao inibir essas proteínas catalíticas, através dos receptores CB1, ocorre consequentemente o fechamento dos canais de cálcio, a abertura dos canais de potássio e a inibição da liberação do glutamato na fenda sináptica, resultando na inibição dos impulsos nervosos da dor (Ascenção et al., 2016).

O CB1 é o mais abundante receptor acoplado à proteína G (GPCR) no cérebro, expresso predominantemente nos neurônios pré-sinápticos, que também são ativadores de CB1, segundo Woodhams et al. (2017). Outro caminho no controle da dor é a ativação dos receptores metabotrópicos de glutamato no córtex da nocicepção, minimizando os efeitos dessa sensação e ativando citocinas pró-inflamatórias em nível central.

O THC influencia na ação central no controle da dor, atuando na ativação dos receptores CB1, permitindo a atenuação dos sinais sensitivos da dor na amígdala em humanos (Lee et al., 2013). A amígdala é uma estrutura cerebral relacionada ao emocional e à aprendizagem. Provavelmente teremos essas mesmas respostas ou efeitos semelhantes em animais, já que possuem os mesmos receptores e funções orgânicas. Alguns estudos sugerem que o tetraidrocanabinol, conhecido como THC, age nos receptores kappa e delta, que são receptores opioides, aumentando os efeitos analgésicos das substâncias opiáceas endógenas. Jensen et al., em 2015, afirmaram que o fitocanabinoide THC permite ação analgésica no controle da dor, pois pode estimular a síntese e a liberação desses opioides endógenos, por se ligarem direta e indiretamente a seus receptores.

A ação do fitocanabinoide CBD é relatada com êxito em um estudo duplo cego randomizado realizado em cães. Nesse caso, pesquisadores veterinários de Nova York, comandados pela Dra. Lauri Gamble et al., em 2018, demostraram sua eficácia no controle da dor em pacientes caninos com osteoartrite. Nesse estudo, o CBD, administrado por via oral, revelou que a dose de 2 mg/kg foi melhor do que a de 8 mg/kg de peso vivo, no controle da dor, em um período de 4 semanas de terapia ortopédica.

Mesmo que não houvesse evidências clínicas, na prática, é comprovada a existência de receptores para fitocanabinoides em quase todos os tecidos e células do corpo, que participam da modulação neural no controle da dor, no equilíbrio imunológico, na otimização muscular e na regeneração osteoarticular de cães e gatos. Por exemplo, o CBD, que é uma substância não psicoativa (não alucinógena), atua nos receptores TRPV1, GPR55, NMDA e alfa-1-adrenérgicos, canais de cálcio tipo T e receptores mu-delta--opioides, permitindo uma expressão analgésica por ativação desses receptores, minimizando a liberação de neurotransmissores que favorecem os sinais emocionais da dor, em nível cerebral. O CBD também ativa os receptores serotoninérgicos (5HT1A), a adenosina (A2), a glicina, ativando os receptores gabaérgicos, minimiza, assim, a dor.

Um estudo de coorte retrospectivo, realizado em humanos, para avaliar os efeitos comparativos dos opioides e da *cannabis* medicinal, mostrou que 90% dos pacientes, de um total de 180, com queixa de dor crônica na região lombar, substituíram os opioides pelo uso isolado da *cannabis* no controle da dor vertebral (Takakuwa et al., 2020). Outros autores avaliaram o uso dessa substância, em revisões sistemáticas, e concluíram que a *cannabis* medicinal funcionou como uma alternativa ao uso de opiáceos em pacientes com as mesmas dores lombares (First et al., 2020).

Da década de 1990 em diante, a medicina canábica de animais e humanos vem trazendo novas descobertas e justificativas dos benefícios dessas substâncias advindas das plantas como uma excelente alternativa no controle da dor crônica em animais. Muitos estudos, realizados em todo o mundo, vêm diminuindo a hegemonia da indústria farmacêutica de analgésicos e anti-inflamatórios, mostrando que é possível controlar esses efeitos nociceptivos sem tantas implicações deletérias das drogas alopáticas. Vários receptores foram descobertos, vias foram encontradas e testes experimentais foram feitos para mostrar quão seguro é utilizar a fitocanabinologia.

Com o surgimento da medicina canábica, os médicos precisam estar cientes das alternativas terapêuticas, ampliando seus conhecimentos na fisiologia endocanabinoide e nos princípios fitocanabinoides. Há leis que regem esses novos conceitos médicos, baseadas em um amplo conhecimento do corpo, de neurofisiologia, neuroanatomia, endocrinologia, gastroenterologia, neurociência e fitoterapia como alternativa terapêutica.

O conhecimento da fisiopatogenia da dor é muito importante para evitar tratar a dor aguda da mesma forma como se trata a dor crônica. Estudar suas diferenças e suas vias de ação no sistema nervoso periférico e no SNC promove conhecimentos básicos da bioquímica da dor que podem fazer uma diferença enorme para os resultados almejados, considerando a terapêutica específica da dor.

Nessa direção, estudos randomizados, duplo cegos, feitos por Gamble et al., em 2018, envolvendo 16 cães com diagnósticos radiográficos de osteoartrite, já com sinais de dor crônica e claudicação ao deambular, mostraram que os cães tratados com CBD, na dose de 2 mg/kg, a cada 12 horas por 4 semanas, reduziram os incômodos das dores articulares quando comparados ao grupo placebo. O produto utilizado foi CBD, extraído do cânhamo, e outros fitocanabinoides na constituição. Foi avaliado o grau de dor, o nível de atividade pós-terapia e o conforto em apoiar o membro dolorido no chão.

Ainda sobre o tratamento da dor, estudo de Kogan et al., de 2020, sobre o uso de óleo de CBD em pacientes caninos com osteoartrite, avaliou 37 cães que utilizaram doses entre 0,50 e 0,75 mg/kg de CBD obtiveram, em 90 dias, resultados surpreendentes no controle da dor osteoarticular. Os animais que recebiam gabapentina em seu protocolo analgésico tiveram suas doses reduzidas após a entrada do CBD, obtendo mais conforto clínico contra a artrose articular.

Em 2008, trabalhos da equipe do Dr. Richardson confirmaram a presença de anandamida (AEA) e de 2-aracdonil-glicerol (2-AG) em biópsias sinoviais de pacientes humanos com doenças articulares degenerativas. Uma informação interessante é que esse mesmo achado não foi identificado em pacientes sem doenças crônicas articulares. Portanto, o que podemos compreender com o resultado desses achados é que, se há substâncias endocanabinoides no espaço intra-articular, sem dúvida, há receptores do tipo I e II.

Corroborando essa informação, Deutsch et al. (1997) e Sugiura et al. (1998) comprovaram que as células endoteliais intra-articulares também podem sintetizar substâncias endocanabinoides, favorecendo a defesa dos tecidos intra-articulares das ações de enzimas proteolíticas que destroem as cartilagens e os ligamentos do joelho. As substâncias endocanabinoides produzidas nas membranas endoteliais do joelho, segundo afirmam Haynes et al. (2002), são sintetizadas sob demanda, assim como acontece com alguns tecidos imunológicos, como macrófagos e células T. Essas regiões articulares já danificadas encontram-se muito inflamadas e ricas em substâncias pró-inflamatórias, conhecidas como citocinas intra-articulares. A presença e a ativação dos receptores CB2 na articulação, diante desse quadro inflamatório, diminuem a ação imunomediada na articulação acometida pela doença osteoartrodegenerativa. Há também uma redução satisfatória das citocinas, incluindo TNF-alfa, IL-1-beta, IL-6, IL-17 e IL-21, diminuindo ainda mais a progressão da cascata destrutiva dos tecidos intra-articulares (Croxford et al., 2005; Klein et al., 2005).

Tratar das osteoartrites, mesmo que de forma imunomediada, apenas com monoterapias convencionais não faz mais sentido. É preciso buscar alternativas terapêuticas, sempre com o intuito de minimizar os efeitos colaterais dos tratamentos à base de anti-inflamatórios e analgésicos potentes. Drogas imunossupressoras, analgésicas, anti-inflamatórias não esteroidais, bem como opiáceos e glicocorticoides, trazem muitos efeitos colaterais, principalmente quando administrados por longos períodos ou quando usados de forma isolada, em altas doses, no controle da dor crônica.

Com a experiência de tratar de animais com patologias osteoarticulares com corticoides, dipironas, tramadol, morfinas, nutracêuticos contendo colágeno tipo II, glicoproteínas, como condroitina e glucosamina, com efeitos terapêuticos limitados quando administrados em longo prazo, foi na medicina canábica que, de fato, foram minimizados os efeitos colaterais desses fármacos, diminuindo, consequentemente, as sensações de dores crônicas dos pacientes. Com isso, foram excelentes os resultados alcançados, mesmo em pacientes com artrites parasitárias induzidas pelo protozoário *leishmania*, inflamando e fragilizando os tecidos internos, sendo muito comuns em vários estados brasileiros e em países sul-americanos.

Uma vez que vários pacientes, caninos e felinos, sofrem de dores crônicas articulares, é preciso rever os protocolos terapêuticos a fim de poder incluir os fitocanabinoides, de modo a minimizar os efeitos colaterais das drogas alopáticas e dos sintomas dessa enfermidade parasitária. O uso indiscriminado de antidepressivos, anticonvulsivantes barbitúricos e anti-inflamatórios não esteroidais, seletivos para COX-1 e COX-2, com o objetivo de impedir a transformação do ácido araquidônico em prostaglandinas, que são importantes mediadores inflamatórios, necessita ser repensado até como uma forma de evolução terapêutica do século XXI, na medicina animal e humana.

Como profissionais e pesquisadores da saúde integrativa, visando o bem-estar dos pacientes, é válido ser mais analítico e imparcial no que diz respeito aos assuntos canábicos. Nesse processo, é imprescindível rever terapêuticas mais atuais, introduzir protocolos que respeitam a fisiologia animal, realizar trabalhos científicos randomizados na modalidade duplo cego sobre o assunto, validar,

86 *Cannabis* medicinal para cães e gatos

com a ciência de dados, terapias menos agressivas e mais eficientes na rotina clínica, para que possamos agregar mais, além de formar mais profissionais competentes e hábeis no uso da *cannabis* medicinal veterinária.

Nos últimos três anos, foram relevantes os resultados alcançados com a fitocanabinologia em pacientes caninos com dores crônicas. O processo foi ajustado com as terapias adjuvantes nutracêuticas, como ômega-3, em altas doses; minerais, incluindo magnésio dimalato, zinco quelatado e selênio; aminoácidos, como triptofano, glutamina, glicina, metionina; vitaminas como D3 e E; e colágeno tipo II. A Tabela 1 apresenta a discriminação desse uso.

Tabela 1 Substâncias utilizadas em terapias adjuvantes na fitocanabinologia

Produto	Dose	Produto	Dose
EPA	250-800 mg/dia	Vitamina D3	200-400 mg/kg/dia
DHA	250-800 mg/dia	Vitamina A	400 UI/kg/dia
Zinco	20-50 mg/dia/animal	Vitamina C	100-500 mg/animal/dia
Magnésio	400-600 mg/dia/animal	Vitamina E	100-600 UI/mg/dia/animal
Selênio	6 mg/kg/dia	Triptofano	1-5 mg/kg/dia
UC-II	15-40 mg/animal	Metionina	1-3 g/dia
Glutamina	180-600 mg/animal	Glicina	10 mg/kg

DHA: ácido docosa-hexaenoico; EPA: ácido eicosapentaenoico; UC-II: colágeno não hidrolisado tipo II.

Considerando a influência dos hormônios no controle da dor em animais domésticos, cães e gatos castrados apresentam maiores dificuldades no equilíbrio da dor crônica e maiores prevalências desses sinais na rotina clínica veterinária. Os hormônios sexuais esteroidais – como a testosterona nos machos e o estradiol nas fêmeas – têm grande participação no controle da dor crônica em pacientes humanos e animais, até porque são os mesmos hormônios e de mesma estrutura molecular. Nesse caso, a osteoartrite canina é um dos fatores mais relevantes para o aumento de índices de rupturas de ligamentos intra-articulares e, consequentemente, para o aumento do número de animais com dores crônicas em nível articular. Trabalhos como os dos Drs. Slauterbeck, Pankratz, Xu, Bozeman e Hardy, de 2004, mostram essa relação de animais castrados com o aumento da prevalência de ligamentos intra-articulares rompidos e dores crônicas.

A osteoartrite é uma enfermidade crônica que acomete as cartilagens, os ligamentos intra e extra-articulares, os tendões e até os ossos epifisários das articulações móveis de cães, sendo de maior prevalência em cães castrados, sedentários e com nutrição rica em carboidratos de origem animal. Gatos também são acometidos, todavia com estatística bem inferior.

Essa patologia promove deformações cartilaginosas, podendo fragilizar ligamentos e tendões internos, assim como os ossos esponjosos epifisários, que perdem suas regularidades anatômicas e fisiológicas.

Mesmo em experimentos *in vitro* e *in vivo* realizados com camundongos de laboratório, o CBD atuou direta e indiretamente no controle da dor crônica, diminuindo edemas, reduzindo citocinas pró-inflamatórias e induzindo amplos efeitos anti-inflamatórios. Em um trabalho publicado na revista *Autoimmunity Reviews*, os Drs. Katchan, David e Shoenfeld (2016) comprovaram a eficácia desse fitocanabinoide CBD no controle da inflamação, na redução de leucócitos, na indução de apoptose (morte) de células linfocíticas T e macrófagos em modelos experimentais. O controle da dor neuropática, da inflamação osteoarticular e dos incômodos sofridos por doenças autoimunes, como artrite reumatoide canina, poderá trazer novas perspectivas terapêuticas, de modo que a *cannabis* medicinal será a substância alvo desses protocolos antidores do século XXI.

88 *Cannabis* medicinal para cães e gatos

REFERÊNCIAS

1. Ascenção MD, Lustosa VR, Silva L. Canabinoides no tratamento da dor crônica. Revista de Medicina e Saúde de Brasília. 2016;5(3):255-63.
2. Avello M, Pastene NE, Fernández RP, Córdova MP. Potencial uso terapéutico de cannabis. Revista Médica de Chile. 2017;145(3):360-7.
3. Barve RA, Minnerly JC, Weiss DJ, Meyer DJ, Aguiar DJ, Sullivans PM, et al. Transcriptional profiling and pathway analysis of monosodium iodoacetate-induced experimental osteoarthritis in rats: relevance to human disease. Osteoarthr Cartil. 2007;15(10):1190-8.
4. Brown DC. What can we learn from osteoarthritis pain in companion animals. Clin Exp Rheumatol. 2017;35(Suppl 107):53-8.
5. Croxford JL, Yamamura T. Cannabinoids and the immune system: potential for the treatment of inflammatory diseases? J Neuroimmunol. 2005; 166(1-2):3-18.
6. Deutsch DG, Goligorsky MS, Schmid PC, Krebsbach RJ, Schmid HH, Das SK, et al. Production and physiological actions of anandamide in the vasculature of the rat kidney. The J Clin Investig. 1997;100(6):1538-46.
7. First L, Douglas W, Habibi B, Singh JR, Stein MT. Cannabis use and low-back pain: a systematic review. Cannabis Cannabinoid Res. 2020;5(4):283-9.
8. Gamble L, Boesch JM, Frye CW, Schwark WS, Mann S, Wolfe L, et al. Pharmacokinetics, safety, and clinical efficacy of cannabidiol treatment in osteoarthritic dogs. Front Vet Sci. 2018;165.
9. Haynes MK, Hume EL, Smith JB. Phenotypic characterization of inflammatory cells from osteoarthritic synovium and synovial fluids. Clin Immunol. 2002;105(3):315-25.
10. Janeiro IMI. Fisiologia da dor. [Dissertação]. Lisboa: Universidade Lusófona de Humanidades e Tecnologias; 2017.
11. Jensen B, Chen J, Furnish T, Wallace M. Medical marijuana and chronic pain: a review of basic science and clinical evidence. Curr Pain Headache Rep. 2015;19(10):1-9.
12. Katchan V, David P, Shoenfeld Y. Cannabinoids and autoimmune diseases: a systematic review. Autoimmun Rev. 2016;15(6):513-28.
13. Klein TW. Cannabinoid-based drugs as anti-inflammatory therapeutics. Nat Rev Immunol. 2005;5(5):400-11.
14. Kogan L, Hellyer P, Downing R. The use of cannabidiol-rich hemp oil extract to treat canine osteoarthritis-related pain: a pilot study. AHVMA J. 2020;58; p.1-10.
15. Lee MC, Ploner M, Wiech K, Bingel U, Wanigasekera V, Brooks J, et al. Amygdala activity contributes to the dissociative effect of cannabis on pain perception. Pain. 2013;154(1):124-34.
16. Maayah ZH, Takahara S, Ferdaoussi M, Dyck JRB. The molecular mechanisms that underpin the biological benefits of full-spectrum cannabis extract

in the treatment of neuropathic pain and inflammation. Biochim Biophys Acta - Mol Basis Dis. 2020;1866(7):165771.

17. Richardson D, Pearson RG, Kurian N, Latif ML, Garle MJ, Barrett DA, et al. Characterisation of the cannabinoid receptor system in synovial tissue and fluid in patients with osteoarthritis and rheumatoid arthritis. Arthritis Res Ther. 2008;10(2);1-14.

18. Slauterbeck JR, Pankratz K, Xu KT, Bozeman SC, Hardy DM. Canine ovariohysterectomy and orchiectomy increases the prevalence of ACL injury. Clin Orthop Relat Res. 2004;429:301-5.

19. Slingerland LI, Hazewinkel HAW, Mejj BP, Picavet Ph, Voorhout G. Cross--sectional study of the prevalence and clinical features of osteoarthritis in 100 cats. Vet J. 2011;187(3):304-9.

20. Sugiura T, Kodaka T, Nakane S, Kishimoto S, Kondo S, Waku K. Detection of an endogenous cannabimimetic molecule, 2-arachidonoylglycerol, and cannabinoid CB1 receptor mRNA in human vascular cells: is 2-arachido-noylglycerol a possible vasomodulator? Biochem Biophys Res Commun. 1998;243(3):838-43.

21. Takakuwa KM, Hergenrather JY, Shofer FS, Schears RM. The impact of medical cannabis on intermittent and chronic opioid users with back pain: how cannabis diminished prescription opioid usage. Cannabis Cannabinoid Res. 2020;5(3):263-70.

22. Woodhams SG, Chapman V, Finn DP, Hohmann AG, Neugebauer V. The cannabinoid system and pain. Neuropharmacology. 2017;124:105-20.

7

Uso da *cannabis* medicinal no tratamento da epilepsia em animais

Há mais de cem anos, as terapias de controle preventivo das crises convulsivas se baseavam em diversas vias terapêuticas. Uma das mais utilizadas nas crises epiléticas humanas era a solução de hidrato de cloral oferecida de 2 a 3 vezes ao dia. Nessa solução, utilizavam-se 2 g de brometo de potássio, mais 1 gema de ovo, 150 mL de água e 2 g do hidrato de cloral. Outros produtos químicos bastante utilizados eram clorofórmio administrado por via nasal, éter ou brometo de etila. Manobras físicas também eram usadas no controle epilético. Além disso, buscava-se manter o paciente em quarto escuro isolado para reduzir a luminosidade pelas vias visuais. Acreditava-se que a luz poderia engatilhar ou disparar núcleos envolvidos no aumento do glutamato, aumentando, assim, a resposta epilética. Também se reduziam os movimentos do corpo para diminuir o metabolismo na tentativa de relaxar os músculos e liberar as endorfinas conhecidas como os neurotransmissores do prazer e do bem-estar orgânico. A fala era proibida para não forçar o pensamento, na tentativa de impedir o esforço mental, pois se achava que, com essas iniciativas, a liberação de substâncias excitatórias que estimulavam as crises convulsivas ia ser reduzida.

Atualmente, temos um elevado número de animais que apresentam crises epiléticas em todo o mundo. Muitos dos casos apresentam sintomatologias severas e graves, sendo, muitas vezes, incompatíveis com a vida. A incidência de cães epiléticos, em todo o mundo, gira em torno de 0,5 a 5,7%, segundo Wiersma-Aylward (1995). As crises epiléticas podem variar de acordo com as causas que estimulam importantes centros cerebrais. As mais comuns são as idiopáticas, quando não foi estabelecida uma causa comum ou quando não se encontra uma lesão estrutural primária no cérebro. As causas reativas são aquelas de origem metabólica, podendo ser resultado do baixo índice calórico hematológico; da insuficiência hepática, conhecida como encefalopatia hepática, que altera as principais enzimas metabolizantes do fígado; e da insuficiência renal, principalmente crônica, reduzindo a excreção, permitindo o acúmulo dos compostos nitrogenados no sangue e, assim, novos gatilhos convulsivos.

Algumas crises são advindas de traumatismo cranioencefálico agudo, o que permite o aumento da pressão intracraniana (PIC), conhecido como PIC elevada. As causas neoplásicas se apresentam em crescentes números em todo o mundo, tanto em cães como em gatos, devido aos maus hábitos, principalmente nutricionais, e ao excesso de carboidrato ingerido nas dietas extrusadas e nas conhecidas como alimentação natural. Por fim, o aumento no número de cães imunodeficientes e com excesso de peso permite o aparecimento das causas epiléticas infecciosas e inflamatórias, respectivamente.

Ademais, cada vez mais cedo os cães estão sendo castrados com a premissa de controlar as doenças infecciosas ou até mesmo reduzir os tumores mamários, prostáticos, entre outros benefícios. Diversas propagandas afirmam que "castrar é um ato de amor". Entretanto, precisamos nos aperfeiçoar e avançar nos estudos a esse respeito, tendo em vista que os hormônios esteroidais sexuais exercem mais de 200 funções no organismo, tanto a testosterona como os estrógenos. Portanto, esses hormônios, se preservados, poderiam ser um elo no combate às várias inflamações enfrentadas pelo corpo, além de serem peças fundamentais no equilíbrio imunológico do organismo canino.

Muitos cães que chegam às clínicas veterinárias apresentando crises epiléticas recebem verdadeiros coquetéis de diazepam intravenoso ou intrarretal, além de fenobarbital. Como primeira escolha, muitos médicos não investigam sequer a causa da crise, mas aplicam drogas como os benzodiazepínicos, barbitúricos, carbamazepínicos, entre outras alternativas alopáticas antiepiléticas, que são utilizadas nesses pacientes. Por não investigar a causa, há consecutivos retornos médicos para ajustes de doses, deixando vários questionamentos diante das opções terapêuticas existentes no mercado descritas nos melhores *guidelines*, nos referentes ambulatórios veterinários espalhados pelo mundo. Para reverter essa ação, é preciso buscar sempre a origem das crises para que o sucesso do tratamento seja alcançado, e não rotular as terapias de emergência dos principais centros de atendimento.

Muitos avanços foram alcançados na anestesiologia veterinária, na qual se utilizavam drogas barbitúricas como tiopental na anestesia indutora animal. Essas drogas traziam muitos efeitos colaterais para os animais anestesiados, como vertigem, depressão respiratória, broncoespasmo, arritmia cardíaca, depressão do miocárdio, reações anafiláticas, entre outros. Portanto, a medicina precisa rever alguns princípios terapêuticos utilizados na neurologia veterinária em relação ao uso de barbitúricos no controle das dores neuropáticas e nas epilepsias em animais domésticos.

Muitos profissionais da saúde animal que são contra o uso terapêutico da *cannabis* medicinal em cães e gatos alegam que existem poucos estudos randomizados que comprovem os efeitos antiepiléticos e anticonvulsivos dos ativos da *cannabis*, mas, ao mesmo tempo, reconhecem seus efeitos na epilepsia humana em crianças, seus benefícios no Alzheimer, no Parkinson e nas dores crônicas em adultos e idosos. Ocorre que, em muitos estudos, antes de testar em humanos, foram usados animais mamíferos de laboratório como modelos experimentais. Portanto, esse posicionamento contrário é bastante contraditório. Seguindo essa lógica, a *cannabis* funciona muito bem em camundongos, ratos, primatas, incluindo saguis e rhesus, testados *in vivo*, em laboratórios de grandes instituições universitárias em todo o mundo, mas não funciona em cães e gatos domésticos? Seria mais fácil pensar em preconceito, desconhecimento técnico ou até mesmo resistência ao novo, ao alternativo terapêutico. Considerando o avanço da ciência e da tecnologia da informação no século XXI, é preciso quebrar paradigmas enraizados na medicina veterinária cartesiana.

A medicina de animais se assemelha muito à pediatria humana. A biologia, o metabolismo e o comportamento das crianças são muito parecidos com os dos animais, pois são seres que se encontram no mesmo estágio de desenvolvimento neurológico, ou seja, em plena neurogênese. São seres inocentes, de alto metabolismo, muitas vezes inconsequentes e que apresentam características comportamentais muito semelhantes. Assim, o organismo não age de maneira diferente quando precisamos controlar as crises convulsivas com fármacos ou *cannabis* medicinal.

Um trabalho publicado em 2013, por Brenda e Catherine, na revista *Epilepsia e Behavior*, da Universidade de Stanford, nos EUA, com 19 crianças convulsivas, com idades entre 2 e 16 anos, utilizou *cannabis* como alternativa na redução das crises convulsivas, obtendo resultados acima do esperado. Nesse caso, 84% dos pais relataram que houve redução das crises convulsivas, sendo que 8 das crianças obtiveram uma redução significativa de 80% de crises; 3 crianças tiveram redução superior a 50%; 3 crianças reduziram em 25%; e em apenas 3 das 19 crianças os pais relataram não haver mudança. Outros efeitos positivos foram encontrados, segundo alguns pais, incluindo aumento do estado de alerta, melhora do humor e do sono. Foi relatado também, como efeito indesejado, que algumas crianças apresentaram sonolência e fadiga após o uso da *cannabis*. As doses utilizadas nesse estudo variaram de 0,5 mg a 28,6 mg/kg/dia do *broad espectrum*, contendo doses máximas de tetraidrocanabinol (THC) de 0,8 mg/kg/dia.

Um dos primeiros estudos randomizados no mundo utilizando canabidiol (CBD) isolado em humanos com epilepsia foi realizado por brasileiros na Universidade Hebraica de Jerusalém, no final da década de 1970 (Cunha et al., 1980). Destacamos também o artigo publicado em 2018 no *The New England Journal of Medicine* pelos pesquisadores Devinsky et al., que mostra uma redução na frequência das crises convulsivas em até 41,9% no grupo que recebeu doses de 20 mg/kg/dia; 37,2% no grupo que recebeu doses de 10 mg/kg/dia; e 17,2% no grupo placebo, observando a estatística de p = 0,005 para o grupo de 20 mg/kg/dia *versus* placebo e p = 0,02 para o grupo de 10 mg/kg/dia *versus* placebo.

Muitas são as barreiras enfrentadas pelos pesquisadores quando se estudam os efeitos antiepiléticos em animais de estimação. Muitos países ainda apresentam resistência à *cannabis* medicinal. Um estudo randomizado com 26 cães utilizando CBD isolado para tratamento anticonvulsivante, realizado por um grupo de pesquisadores da Universidade do Estado do Colorado, nos EUA, mostrou que os animais tratados com CBD, por via oral, na dose de 2,5 mg/kg a cada 12 horas, apresentaram redução significativa de 33% das frequências convulsivas, quando comparados aos cães do grupo de controle (McGrath et al., 2019). Esse é um dos poucos trabalhos randomizados sobre epilepsia realizados em cães domésticos.

Diante da realidade médica veterinária que vivemos hoje, com vários avanços biotecnológicos, neurocientíficos e multiprofissionais, os atletas da saúde animal, que incessantemente buscam a perfeição naquilo em que acreditam, terão, como desafios futuros, encontrar uma alternativa para o tratamento antiepilético, a fim de que fique adequada à realidade de cada paciente, com o intuito de amenizar os sintomas indesejáveis, mesmo que não alcancem a cura completa de todo o mal patológico. Esses pacientes precisam ter restaurados o bem-estar biofísico, bioquímico e neurofisiológico.

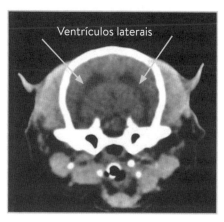

Figura 1 Tomografia de paciente da raça Pinscher, 6 anos, com hidrocefalia nos ventrículos laterais.
Fonte: Instituto Tarcísio Barreto.

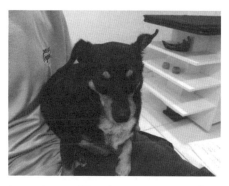

Figura 2 Paciente da raça Pinscher, que trata epilepsia, decorrente da hidrocefalia congênita.
Fonte: Instituto Tarcísio Barreto.

Todo paciente canino que chega a uma clínica com sinais de sialorreia, tremores involuntários mioclônicos, perda de consciência, vocalizações e, por vezes, com presença de urina ou defecação recebe como protocolo inicial, defendido pelo Colégio Americano de Medicina Interna Veterinária, as terapias barbitúricas ou os brometos de potássio como primeira escolha, seguida dos benzodiazepínicos injetáveis ou de administração anal, dependendo do momento da emergência. A escolha da terapia dependerá de cada paciente e da disponibilidade dos recursos na ocasião do evento convulsivo.

O protocolo médico-veterinário para ataques epiléticos segue algumas diretrizes profissionais alopáticas, e cabe a cada um dos médicos envolvidos evoluir, buscando novos protocolos alternativos, entre eles os fitocanabinoides, mesmo nos momentos mais severos das crises agudas epiléticas.

A terapia instituída para os pacientes caninos com síndromes epiléticas idiopáticas no Brasil segue os mesmos consensos dos epileptologistas humanos. Desse modo, na primeira prescrição para as crises convulsivas, os médicos se utilizam de uma monoterapia farmacológica, tendo como opção os barbitúricos, em geral o fenobarbital. Caso continue tendo novos episódios, utiliza-se uma nova monoterapia, tendo outro fármaco como escolha substituta, e assim sucessivamente. Se esse animal continuar com as mesmas crises, serão necessários novos ajustes, como terceira tentativa de manter ainda uma nova monoterapia. Em perdurando as crises, tenta-se, como protocolo, a combinação de 2 ou 3 fármacos antiepiléticos para esse paciente frágil e já cansado de tanto medicamento forte, agressivo e cheio de efeitos contralaterais. Por isso, é preciso esquecer o preconceito a fim de buscar novas alternativas, que possam aliviar os sintomas dos animais, e tranquilizar os respectivos donos, que tanto fazem para mantê-los bem.

A *cannabis* medicinal pode ajudar a reverter todos esses desconfortos e efeitos maléficos que as drogas sintéticas oferecem aos pacientes de quatro patas. No tocante às novas alternativas terapêuticas para esses pacientes com crises refratárias epiléticas, devemos nos preocupar com as reduções das inflamações metabólicas espalhadas de forma difusa por todo o corpo, principalmente no cérebro, que é um órgão alvo desses eventos clínicos. Como sugestão de terapias alternativas, temos a *cannabis* medicinal, que poderá até ser combinada com a alopatia, mas sempre com o intuito de reduzir os efeitos indesejáveis.

Um trabalho realizado na Universidade de Copenhagen, publicado em 2017 pela revista *BMC Veterinary Research*, mostrou que a terapia anticonvulsivante para cães precisa ser reestruturada, com novas diretrizes, pois vários animais que apresentavam epilepsia e eram tratados de maneira convencional, com fármacos alopáticos, apresentaram os mesmos resultados daqueles que não foram tratados, ou seja, é necessário rever os diagnósticos causais da epilepsia para que haja melhor planejamento terapêutico dos pacientes. O principal objetivo desse estudo foi investigar as causas das crises convulsivas, os tipos de epilepsias, os tipos de convulsões e o curso da doença.

Outro estudo realizado em Copenhagen, tendo como método o observacional longitudinal, com duração de 4 anos, aplicado em 106 caninos com crises convulsivas iniciais sem tratamento, e cães com epilepsias e convulsões, apontou que 77,2% deles apresentavam epilepsias idiopáticas, ou seja, sem causa definida; 16,5%, epilepsia estrutural, ou seja, por falha morfológica cerebral; 6,3%, suspeita de má formação congênita. Ademais, 21,6% dos cães apresentavam convulsões e 3,7% não tiveram um agente causal das convulsões, sendo esse grupo classificado como idiopático convulsivo (Fredsø et al., 2016).

Como se percebe, é imprescindível rever os métodos de diagnóstico utilizados em atendimentos ambulatoriais e suas respectivas terapias antiepiléticas e anticonvulsivas. Quantos desses animais referenciados nesse estudo eram castrados? Quantos foram avaliados quanto a seus níveis de hormônios esteroidais sexuais, incluindo testosterona, estradiol, estrona, estriol, vitamina D3, cortisol basal? Quantos se alimentavam de ração industrializada? Que marcadores bioquímicos pró-inflamatórios foram solicitados? Quais eram os percentuais de gordura corpórea desses modelos experimentais? Muitas causas dos distúrbios neurológicos mantêm uma íntima relação com esses parâmetros. Se não nos preocuparmos com os processos inflamatórios crônicos, não teremos diagnósticos ideais, muito menos resultados terapêuticos positivos. Muitos pacientes animais com sinais de convulsões ou epilepsias podem não precisar de tratamentos tradicionais anticonvulsivos e antiepiléticos.

Portanto, essa pesquisa de Fredsø et al. (2016) revela um novo momento da medicina veterinária, indicando a possibilidade de que muitos dos pacientes que apresentam crises convulsivas ou epiléticas necessitem de um diagnóstico mais preciso e de uma verdadeira mudança de hábitos nutricionais que permitam um excelente funcionamento hormonal do corpo e da mente e não apenas de drogas alopáticas monoterápicas de primeira ou de segunda escolha, como barbitúricos; sais, como brometo de potássio; benzodiazepínicos; carbamazepínicos; ácidos valproicos; hidantoínas, que são substâncias que trazem efeitos adversos para o corpo e para o cérebro dos animais.

As drogas benzodiazepínicas como alprazolam, diazepam e bromazepam são muito utilizadas nas crises convulsivas e epiléticas de cães e gatos domésticos e possuem ação sinaptogênica, potencializando os efeitos dos neurotransmissores gaba, que são substâncias com ação inibitória do sistema nervoso central (SNC). Como os barbitúricos e os fenobarbitais, a gabapentina também é muito uti-

Uso da *cannabis* medicinal no tratamento da epilepsia   99

lizada nas crises neurológicas por muitos neurologistas veterinários. Os efeitos colaterais desses barbitúricos, quando utilizados por longo período, podem causar anemia, trombocitopenia, agitação, agressividade, sonolência, distúrbios cognitivos, perda de memória, náusea, vômitos, dermatite alérgica, entre outros sintomas adversos. Quanto aos efeitos em longo prazo dos benzodiazepínicos, são até semelhantes, como ataxia, depressão, perda de memória, problemas reprodutivos, dermatites, náuseas, falta de coordenação, redução do apetite, entre outros.

Os carbamazepínicos e as hidantoínas, como a fenitoína, utilizadas em pacientes caninos e felinos, com crises epiléticas ou convulsivas, também apresentam diversos efeitos colaterais, como distúrbios gastrointestinais, náuseas, vômitos, sonolência, ataxia, dermatites, e suas ações na redução das crises neurológicas se devem a sua atuação na inibição dos canais de cálcio, despolarizando a membrana neuronal, reduzindo os impulsos nervosos no cérebro e suas disfunções sinápticas.

Para que haja reduções sintomatológicas das convulsões, os alimentos poderão fazer toda a diferença, principalmente diante de inflamações vasculares cerebrais. O funcionamento regular do sistema endocanabinoide do cão está diretamente relacionado com aquilo com que ele se alimenta, já que tanto a anandamida quanto o 2-aracdonil-glicerol, dois importantes canabinoides produzidos pelo organismo deles, são derivados dos ácidos graxos poli-insaturados de cadeia longa, com ênfase no ácido aracdônico. Portanto, a produção de *cannabis* interna dependerá do estado nutricional do animal (Di Marzo et al., 2005).

Mais conhecimento sobre o conceito nutricional vem alterando o tratamento dos pacientes com distúrbios neurológicos, incluindo os suplementos à base de ômega-3, com altos teores EPA (ácido eicosapentanoico) e DHA (ácido docosa-hexaenoico), vitaminas E, selênio, vitamina C e a vitamina D3, todas com excelentes efeitos benéficos no combate à inflamação, contribuindo com o próprio sistema endocanabinoide (SEC) dos cães. Muitos desses animais de estimação apresentam algum processo inflamatório crônico. A grande maioria de forma subclínica e silenciosa, sem sintomatologia física vista a olho nu. Essas inflamações trazem vários transtornos ao organismo em longo prazo.

Os processos inflamatórios crônicos aparecem de várias maneiras. As principais são o excesso de gordura visceral e as distribuídas pelos tecidos subcutâneos. Muitos cães chegam ao consultório com percentuais de gordura acima de 40%, considerando que o ideal seria abaixo de 25%. A gordura em excesso produz substâncias inflamatórias no corpo, enquanto os músculos produzem substâncias anti-inflamatórias. Por isso, devemos buscar o equilíbrio entre músculo e gordura corporal. Outra maneira de potencializar os processos inflamatórios crônicos é o estresse, a baixa prática de atividade física e o aumento das castrações em cães, principalmente as precoces.

Muitas das inflamações clínicas demonstram algum sinal de mudança no comportamento ou mesmo no tecido alvo afetado. Entre as mais usuais, temos as dermatites, as otites e as atopias alérgicas, que já se caracterizam como um processo inflamatório crônico. Quando falamos das inflamações subclínicas, precisamos diferenciá-las das demais inflamações detectáveis na avaliação clínica, mas elas poderão ser suspeitadas diante do conhecimento ortomolecular e do entendimento profundo do corpo e de sua fisiologia.

Os principais exemplos desses pacientes com inflamações subclínicas são aqueles que apresentam obesidade; doenças metabólicas, incluindo diabetes; pancreatites; enterites; hepatites; artrites; e até mesmo as encefalites, todas com sinais sutis de inflamação metabólica e que poderão estar envolvidas diretamente nos processos convulsivos idiopáticos caninos. O exercício físico diário é outro excelente incremento combinativo das terapias no combate aos processos inflamatórios, já que a epilepsia não deixa de ser uma alteração inflamatória no padrão tecidual encefálico dos pacientes. O movimento tem grande influência na redução das inflamações do corpo. Quando estamos em movimento, promovemos a limpeza dos vasos sanguíneos, dos tecidos e das células do corpo, incluindo as células neuronais. Através das redes circulatórias, conhecidas como artérias e veias, o lixo metabólico é bombeado pelo cone muscular, chamado de coração, para o órgão metabolizador, chamado fígado. Por fim, é excretado pelos rins no intuito de manter as vias públicas do corpo limpas. Portanto, manter os animais em movimento é promover a limpeza do corpo deles.

No cérebro, ocorre o contrário: essa limpeza metabólica é feita durante o sono. Quando estamos dormindo, nossos cérebros, e o cérebro dos cães, estarão recebendo um requinte de limpeza metabólica tão sutil que só notamos quando damos um cochilo e comprovamos uma melhora cognitiva substancial. Isso se deve ao fato de que, como o órgão encefálico se encontra dentro de uma caixa fechada (craniana), não há como o sistema venoso trabalhar de modo relaxado, já que, durante a vigília, a PIC encontra-se em alta, uma vez que as carótidas internas vindas do coração se bifurcam para dentro do cérebro em busca das artérias basilares. Durante o sono, essa pressão interna é reduzida, permitindo que os sistemas venoso e linfático atuem a todo vapor, drenando e retirando de circulação todos os metabólitos produzidos durante o auge do funcionamento cerebral.

Para que possamos correlacionar a função da *cannabis* endógena à situação nutricional dos cães, considera-se que, se tivermos cães sadios e bem nutridos, teremos excelente produção de *cannabis* no sistema nervoso deles, já que, para produzir substâncias endocanabinoides, precisamos ter como matéria-prima gordura de alta qualidade, que fornecerá as quantidades e as qualidades ideais de fosfolipídios, sendo essas as substâncias precursoras da *cannabis* endógena. Caso contrário, se o canino estiver desnutrido e tendo como fonte de energia lipídios de origem vegetal, a *cannabis* produzida em suas células nervosas pós-sinápticas terá baixa quantidade e qualidade produtiva celular. Como consequência, haverá baixa ação modulatória do SNC e periférico dos endocanabinoides.

A *cannabis* biossintetizada no cérebro exerce uma importante função na modulação das informações transmitidas dos neurônios aos órgãos, dos neurônios aos tecidos, dos neurônios às células alvo. A principal finalidade da *cannabis* endógena é reduzir os sinais excitatórios e inibitórios nas sinapses neuronais. Diante dos sinais excitatórios, os endocanabinoides tentam reduzir a agitação dos sinais químicos das células nervosas e, por sua vez, a quantidade e a velocidade dos impulsos neuronais.

Cães em estado de estresse elevado, por estarem presos constantemente, por conviverem em pé de guerra com outros animais, ou até mesmo por serem forçados a comer diariamente alimentos que não fazem parte de sua fisiologia nutricional, apresentam taxas elevadas de cortisol. Com isso, podem apresentar aceleração do metabolismo de maneira crônica. O cortisol, nesses casos, age como verdadeiro anti-inflamatório endógeno contra os processos inflamatórios impostos pelo estresse ao corpo.

A quantidade de *cannabis* endógena pode ser afetada pela alta liberação do glicocorticoide endógeno. Nesses casos, os fitocanabinoides entram como coadjuvantes terapêuticos e poderiam ajudar esses animais a reduzir o cortisol liberado na circulação sanguínea, baixando a ansiedade e o estresse. De forma bioquímica, os fitocanabinoides atuam no eixo hipotálamo-hipofisário, regulando diretamente o órgão efetor da glândula suprarrenal, reduzindo a liberação dos neurotransmissores que estimulam a liberação de cortisol.

O excesso de carboidrato e, principalmente, a baixa qualidade do carboidrato oferecida aos cães possuem alto poder inflamatório de vários tecidos do organismo, incluindo o cérebro. O excesso de açúcar ingerido e disponibilizado em nível celular promove excessivas combustões desnecessárias, já que os carboidratos com origem nos grãos são bastante inflamáveis para o organismo dos carnívoros. Essa excessiva combustão diária poderá ocasionar diversos processos inflamatórios nos carnívoros domésticos. Um corpo inflamado diariamente exige muito do sistema endocanabinoide para desinflamar e promover a ordem metabólica.

Os alimentos com altos índices ou cargas glicêmicas podem ser os verdadeiros gatilhos excitatórios para os cães domésticos. Outros alimentos que podem promover excitação química neuronal são os embutidos e enlatados, que têm excesso de glutamato, que nada mais é que um excelente neurotransmissor excitatório, fazendo com que os endocanabinoides estejam sendo produzidos em escala industrial no organismo a fim de aliviar ou abrandar toda aquela excessiva sinapse neuronal. Nesse processo, os endocanabinoides produzidos nas células neuronais pós-sinápticas exercem funções semelhantes às de um bombeiro dentro do corpo, tentando apagar o excesso de incêndio conectivo do SNC e periférico. O SEC é de fundamental importância para o organismo porque sinaliza ao organismo o potente incêndio metabólico e, muitas vezes, resolve o problema destrutivo.

Quando os carnívoros ingerem alimentos à base de arroz, broto de soja, feijão, cevada, batata, que são alimentos tidos como carboidratos vegetais, fornecem, em longo prazo, inflamações silenciosas ao organismo. Em contrapartida, esses alimentos são ricos em neurotransmissores gaba, uma substância inibitória do sistema nervoso, um verdadeiro contrassenso. Nesse caso, prevalecem as inflamações metabólicas, permitindo, mesmo assim, trabalhos do SEC canino no controle inflamatório do corpo.

Portanto, se tivermos um organismo totalmente inflamado, sendo a causa de origem alimentar, devido ao excesso de açúcar que os animais ingerem nos alimentos contendo arroz, farinha de milho, farinha de soja, de trigo, batata, mandioquinha, legumes, além do banquete energético com frutas, *snacks*, provavelmente teremos um animal com incompetências endocanabinoicas, já que esse sistema encontra-se totalmente esgotado de tanto trabalhar em prol das inflamações crônicas. Por isso recomendamos aos cães, que são animais carnívoros, dietas à base de músculo, como fonte de aminoácidos essenciais; de gorduras, como fonte importante de energia; de fibras, para facilitar o processo digestivo; de vísceras, como fonte de carboidratos de alta qualidade; de vitaminas e sais minerais, todos de origem animal, respeitando sempre sua fisiologia e origem filogênica.

Se continuarmos tratando os cães como onívoros, teremos mais animais doentes e cada vez mais animais desenvolverão enfermidades metabólicas de forma precoce e espontânea. O desrespeito a sua fisiologia é a principal causa de tantas doenças instaladas no organismo dos cães e gatos domésticos, podendo ser a principal etiologia numérica de animais com enfermidades neurológicas, ortopédicas, imunológicas e oncológicas. Precisamos abrir as mentes e começar a agir em favor da fisiologia, almejando sempre a saúde e não as doenças.

Um ponto de relevância clínica é que os cães apresentam carências do hormônio D, conhecida no passado como vitamina D, que tem ação anti-inflamatória, imunomoduladora, e excelente ação neuroprotetora para os *pets* e os humanos. Como muitos dos animais encontram-se inflamados e carentes em hormônio D3, eles perdem a capacidade de se defender das adversidades impostas ao seu corpo diante de processos dolorosos, degenerativos, metastáticos, endócrinos, dermatológicos e neurológicos.

Diante dessas novas descobertas clínicas, temos o dever de buscar novas abordagens médicas mediante a carência desses hormônios esteroidais essenciais para o organismo deles. Esse hormônio é importante principalmente para o sistema imunológico e a regulação mineral orgânica. Mensurar os níveis da vitamina D3 no soro dos cães de estimação poderá ser crucial na defesa do corpo e poderá ser sinérgico para os endocanabinoides.

Para que se defina até que ponto o hormônio D3 poderá ser essencial para o normofuncionamento da biossíntese dos endocanabinoides, serão necessários mais estudos. Muitos cães se encontram com níveis abaixo de 30 ng/mL. Os níveis recomendados para que eles usufruam de todos os benefícios dessas substâncias na modulação e na homeostase química do corpo são de dosagens acima de 100 ng/mL.

Vários marcadores bioquímicos e endócrinos estão sendo utilizados para identificar, de maneira precoce, os processos inflamatórios subclínicos de difícil detecção. Entre eles, temos a insulina como importante biomarcador inflamatório que, quando em alta, deflagra o excesso de açúcar circulante no metabolismo oferecido aos cães na forma de alimentos balanceados ou caseiros à base de batata ou arroz, como vimos anteriormente. Outro excelente marcador inflamatório é o ácido úrico que, quando em alta, no ciclo de Krebs, inibe as enzimas que transformam o citrato em triglicerídeos, os quais ficam circulantes nos vasos sanguíneos, atrapalhando toda a maquinaria neural e orgânica.

As citocinas inflamatórias – como IL-2, IL-17, fator de necrose tumoral alfa (TNF-alfa) – também são excelentes marcadores inflamatórios do metabolismo animal, assim como o cortisol. Todas essas alterações orgânicas inflamatórias exigem dos endocanabinoides ou dos fitocanabinoides uma ação extra, tentando modular ou apagar o incêndio metabólico dentro do corpo. Esses processos inflamatórios poderão atingir diretamente a ação da *cannabis* endógena e exógena, diminuindo seus efeitos e aumentando suas necessidades.

Não adianta buscar uma alternativa terapêutica canábica para o cão sem antes ter de tratar as inflamações crônicas. Não adianta oferecer *cannabis* para diminuir as crises convulsivas se eles continuarem se alimentando de embutidos, enlatados, alimentos ricos em substâncias neuroexcitatórias, como os carbamatos ou aspartatos, disparando novos gatilhos epiléticos.

Não adianta buscar os efeitos analgésicos e anti-inflamatórios da *cannabis* se continuarmos a oferecer dietas ricas em grãos, batatas, frutas ou alimentos que promovam, de forma silenciosa e gradual, inflamações que podem estar diretamente relacionadas com a encefalite, as crises convulsivas, as mudanças de comportamento, a pancreatite e as enterites nos animais de estimação. Eles são animais carnívoros e não necessitam comer um excesso de carboidrato em sua alimentação diária.

REFERÊNCIAS

1. Cunha JM, Carlini EA, Ramos OL, Pimentel C, Gagliardi R, Sanvito WL, et al. Chronic administration of cannabidiol to healthy volunteers and epileptic patients. Pharmacology. 1980;21(3):175-85.
2. Devinsky O, Patel AD, Cross JH, Villanueva V, Wirrell EC, Privitera M, et al. Effect of cannabidiol on drop seizures in the Lennox-Gastaut syndrome. N Engl J Med. 2018;378(20):1888-97.
3. Di Marzo V, Matias, I. Endocannabinoid control of food intake and energy balance. Nat Neurosci. 2005;8(5):585-9.
4. Fredsø N, Toft N, Sabers A, Berendit M. A prospective observational longitudinal study of new-onset seizures and newly diagnosed epilepsy in dogs. BMC Vet Res. 2016;13(1):1-11.
5. McGrath S, Bartner LR, Rao S, Packer RA, Gustafson DL. Randomized blinded controlled clinical trial to assess the effect of oral cannabidiol administration in addition to conventional antiepileptic treatment on seizure frequency in dogs with intractable idiopathic epilepsy. J Am Vet Med Assoc. 2019;254(11):1301-8.
6. Wiersma-Aylward A. Canine epilepsy. 1995. Disponível em: http://www.gsdinfo.co.uk/Health/Canine%20Epilepsy.htm

8

O que esperar da *cannabis* medicinal em pacientes oncológicos na medicina de animais?

A *cannabis* medicinal também vem sendo empregada na oncologia veterinária, proporcionando mais conforto aos pacientes caninos e felinos em relação aos sinais clínicos de desconforto evidenciados durante o desenvolvimento do câncer. Os resultados clínicos na neurologia veterinária também são surpreendentes. Apesar das resistências pessoais e dos preconceitos com essas terapias, na prática é possível observar que tumores instalados no tecidos cerebrais causam muitos transtornos neuroclínicos, e a *cannabis* vem mostrando seus benefícios, como redução das massas tumorais, desinflamação dos tecidos envolvidos e melhora dos efeitos colaterais das terapias convencionais oncológicas. Secundariamente, tem reduzido possíveis crises epiléticas em cães e gatos domésticos, crises de ansiedade, além da visível melhora cognitiva observada nessas patologias a partir do tratamento com essa substância.

Por conseguinte, as terapias oncológicas em animais utilizando substâncias extraídas da *Cannabis sativa* vêm crescendo e ganhando novos espaços como terapia adjuvante contra as células cancerígenas, trazendo novas perspectivas na área da endocanabinologia. Por isso, cada vez mais médicos-veterinários buscam entender esse novo mundo de descobertas a fim de minimizar os efeitos adversos dos quimioterápicos em pacientes animais. Reduzir os sinais clínicos desagradáveis do câncer, como vômitos, náuseas e dores, é o principal objetivo dessa ciência.

No que diz respeito à ortopedia veterinária, esses fitofármacos atuam em receptores canábicos, promovendo bem-estar aos pacientes que apresentam dores crônicas vertebrais, em articulações móveis, músculos e tendões. Nessa perspectiva, muitos médicos com especialização em psiquiatria, neurologia, ortopedia e endocrinologia têm buscado novos conhecimentos sobre a terapêutica canábica, no intuito de agregar novos protocolos associativos, tentando sempre minimizar não só o número de drogas utilizadas em determinadas enfermidades, mas também as concentrações utilizadas com alopatia.

A *cannabis* a cada ano que passa vem sendo mais empregada nas terapias adjuvantes, auxiliando nos tratamentos alopáticos e reduzindo, assim, os efeitos colaterais provocados por fármacos na oncologia. Como apontam Rojas-Jaras et al., em uma publicação de 2019, a *cannabis* é um possível substituto dos tratamentos convencionais no controle da dor, da depressão e da ansiedade humana.

Estudos vêm mostrando que as substâncias canábicas modulam as vias de sinalização e propagação do câncer em humanos, pois têm a capacidade de inibir a progressão do ciclo celular e de diminuir a liberação quimiotáxica, bloqueando, com isso, a angiogênese, segundo Alexander et al. (2009). As células cancerígenas – quando desligam o disjuntor do metabolismo basal e ligam o da alta atividade celular, como mecanismo de defesa, em um ambiente quente e ácido – utilizam-se de mecanismos químicos para sua autodefesa e de mecanismos facilitadores angiogênicos para sua própria nutrição.

Corroborando os estudos de Alexander et al. (2009), em 2019, Salazar et al. mostraram que as substâncias canabinoides induzem as células autofágicas à morte. Há estudos que indicam que o processo de autofagia da célula consiste em um recurso de defesa, em que células em privação de alimento nutrem-se de restos de organelas desgastadas (Mizushima e Komatsu, 2007; Lee et al., 2021), permitindo um reaproveitamento dos componentes moleculares. Nos casos das terapias contra o câncer, esse recurso poderia ser utilizado e induzido pelos fitocanabinoides, a fim de que haja morte celular e se abram, com isso, novos caminhos antitumorais.

Esse tipo de mecanismo autofágico da célula é importante se pensarmos em uma vida mais longa, sem tantos processos oxidativos produzidos pelo organismo. Quando otimizamos esses mecanismos de aproveitamento dos restos celulares ao jejum, conseguimos obter maiores resultados e desempenhos celulares perante um organismo que se alimenta a cada 3 horas. A autofagia celular é conhecida desde 1960, mas sua importância para uma vida longa, reduzindo o consumo energético, utilizando restos celulares como fonte alimentares, foi descoberto pelo ganhador do prêmio Nobel de Medicina, em 2016, o pesquisador Yoshinori Ohsumi. Essa descoberta da reciclagem celular poderá criar novas formas de prevenção do câncer, tanto para humanos como para animais.

Fatores que podem auxiliar nesse tratamento são a prática do jejum aliada a boas práticas de esporte e dietas saudáveis que respeitam as espécies envolvidas. No caso da espécie humana, é importante seguir dietas onívoras, ricas em frutas, ovo, carne e vegetais, já que somos primatas mamíferos onívoros. No caso dos cães e gatos domésticos, devem-se seguir dietas carnívoras, ricas em músculos, órgãos, carcaças e gorduras de origem animal, já que são canídeos e felídeos mamíferos carnívoros.

Atualmente vem crescendo o número de pessoas e de animais domésticos que desenvolvem câncer em qualquer fase da vida. Uma causa muito frequente é a alimentação errada, principalmente em volume, qualidade e frequência (Gentzel, 2013; Saker, 2021). No passado, morríamos de fome; hoje, morremos de tanto comer. Os gatilhos metabólicos são disparados diariamente, e cabe a nós evitar disparálos.

A partir da década de 1970, a *cannabis* medicinal vem sendo empregada como um método alternativo e integrativo contra os efeitos sintomatológicos do câncer, permitindo ao organismo uma moderada modulação bioquímica dos efeitos colaterais às terapias tradicionais alopáticas. Entender seus efeitos imunomoduladores, anti-inflamatórios, neuroprotetores, analgésicos e, principalmente, anticancerígenos pode trazer novas conotações sociais, jurídicas e medicinais no emprego dessa fitoterapia associativa, empregada tanto na saúde humana quanto na saúde animal, praticada em todo o mundo.

O câncer é uma das patologias que mais crescem no mundo em humanos, seguido da depressão e das enfermidades de origem imunomediada, como fibromialgia, esclerose múltipla e artrite reumatoide. Em 2018, Ferlay et al. relataram que o risco para desenvolver neoplasia mamária em todo o mundo era de 55,2 mulheres para cada 100 mil habitantes, sendo esse um número estimado.

No Brasil, esses índices foram ainda mais alarmantes. Segundo o Instituto Nacional do Câncer (Inca), um órgão que auxilia o Ministério da Saúde (MS) no desenvolvimento e na coordenação de ações preventivas e de controle do câncer no Brasil, em 2019, esse número subiu para 61,61 novos casos de câncer de mama em mulheres para cada 100 mil habitantes, mostrando que o país apresenta números muito mais altos que o resto do mundo.

Coincidência ou não, muitas dessas mulheres que desenvolvem neoplasias em glândulas mamárias apresentam comportamentos semelhantes, incluindo hábitos alimentares que diferem dos *homo* onívoros, com baixa regularidade de atividade física diária e consequente aumento dos processos inflamatórios crônicos subclínicos, muitas vezes negligenciados pelos profissionais da saúde, que foram treinados apenas para tratar os processos clínicos sintoma-

O que esperar da *cannabis* medicinal em pacientes oncológicos **111**

tológicos. O mesmo acontece com a medicina de animais, uma vez que os métodos preventivos ficaram esquecidos em face da medicina curativa. Nesse cenário, grande parte da medicina veterinária praticada em todo o mundo é a curativa, ou seja, os profissionais esperam seus pacientes adoecerem para atuar como médicos das doenças (Larsson et al., 1990; Bürger et al. 2009). Por isso, é necessário haver mais médicos da saúde, que se preocupem em orientar seus tutores como proceder para manter um organismo animal saudável e sem sinais clínicos de enfermidades.

Os recursos alopáticos podem e devem ser utilizados como primeira escolha, caso necessário, todavia não como única escolha terapêutica. As conquistas médicas do século XXI, principalmente para a oncologia humana, trouxeram múltiplos entendimentos na terapia contra o câncer. O uso exclusivo de quimioterapêuticos, analgésicos opiáceos, anti-inflamatórios esteroidais, antieméticos e imunossupressores no combate ao câncer vem sendo cada vez mais debatido em congressos e simpósios da área. No centro desse debate, atualmente, está a *cannabis* medicinal. Diante dos resultados encontrados e das novas pesquisas que mostram novas perspectivas na terapia contra o câncer, fitoterápicos como canabigerol (CBG), canabinol (CBN), canabidiol (CBD) e o próprio tetraidrocanabinol (THC) promovem ações no centro da êmese no controle da dor, na anti-inflamação, na modulação do sistema imune e na limpeza do microambiente, induzindo as células autofágicas à morte na tentativa de deixar o ambiente mais limpo para a ação das substâncias antitumorais.

Nesse processo, a medicina alopática tem sua importância, principalmente quando enfrentamos quadros clínicos mais agudos e severos, sendo, nesses casos, essencial para salvar vidas. Em contrapartida, a medicina preventiva deveria ser oferecida como opção de escolha para o tutor, mostrando sua importância na manutenção da vida, reduzindo os processos inflamatórios crônicos e blindando o corpo contra os agentes patológicos existentes.

A busca pelo resgate fisiológico deverá ser sempre o objetivo de qualquer profissional que almeja saúde. Todo médico, antes de ser um prescritor, deveria ser um fisiologista e possuir em sua essência uma veia questionadora, inquieta, na busca por inúmeras etiologias das enfermidades que afetam seus pacientes. Os sinais clínicos de uma virose, por exemplo, em um organismo modulado, aparecem de forma mais branda, uma vez que esse corpo está preparado e equilibrado. Diferentemente do que ocorre em organismos nutridos de forma incorreta, com baixos níveis hormonais e alta acidose metabólica, nos quais os sinais clínicos da doença aparecem com maior intensidade.

É o que vem acontecendo na pandemia da covid-19 em humanos. Tudo o que se buscou no controle da pandemia foi vacinar e não imunizar as pessoas. Se a imunização fosse o objetivo, todos teriam feito avaliações tireoidianas; do percentual de gordura no corpo; de alguns marcadores inflamatórios, como insulina, fibrinogênio, homocisteína e glicose; dos hormônios sexuais; e do cortisol basal como um grande marcador hormonal da inflamação. Eles também teriam sido estimulados a fazer exercício físico como rotina. Corpos inflamados e desbalanceados não respondem bem às vacinas.

Não se prepara um organismo protegendo-os contra vírus apenas com vacinas, mas sim com hábitos nutricionais que respeitam o sistema fisiológico da espécie, com hormônios otimizados, incluindo a testosterona, a estrona, o estriol, o estradiol, a tiroxina (T4), a triodotironina (T3), o colecalciferol (vitamina D3) e a insulina endógena. Ademais, é preciso manter o corpo sempre em movimento, transformando a energia cinética em elétrica e mecânica, exatamente como acontece nas eólicas, resgatando e obtendo energia limpa do movimento. O sol é outra grande fonte de energia para o corpo dos animais. Todo animal necessita de sol. Na verdade, toda a flora e a fauna necessitam do sol para alcançar uma vida mais equilibrada.

O que esperar da *cannabis* medicinal em pacientes oncológicos   **113**

Muitos seres humanos que estão em processo de tratamento contra o câncer já se beneficiam da medicina canábica para amenizar os efeitos colaterais da própria doença ou dos próprios fármacos utilizados no combate às células oncológicas. Em relação à *cannabis* medicinal para animais oncológicos, como seria sua utilização nas terapias adjuvantes contra o câncer? Essa substância fitoterápica pode reduzir os efeitos dessa alteração metabólica, muito temida e pouco evitada na espécie animal (Guzman, 2003; Ellert-Miklaszewska et al., 2005; Carracedo et al., 2006; Blázquez et al., 2006; Alexander, 2009).

O QUE A CIÊNCIA JÁ SABE SOBRE A FISIOLOGIA DO SISTEMA ENDOCANABINOIDE EM ANIMAIS?

Será que os cães e gatos domésticos têm receptores endo e fitocanabinoides no cérebro, no sistema nervoso periférico, nos tecidos e células do sistema imunológico? No combate ao câncer, será que os efeitos são semelhantes aos vistos em camundongos, ratos e humanos?

Em 2017, os pesquisadores Freundt-Revilla et al., não só revelaram a existência de receptores no cérebro e no sistema nervoso periférico de cães como também mostraram que o número de substâncias endocanabinoides se eleva quando apresentam alguma enfermidade. Por exemplo, na epilepsia canina, foi demonstrado que há um aumento no número de substâncias endocanabinoides no líquido cefalorraquidiano. Vários receptores tipo I foram encontrados inclusive em astrócitos no cérebro de cães, por meio de avaliação imuno-histoquímica. Essa célula glial é muito importante para os neurônios, não só para a produção de novos neurotransmissores pré-sinápticos como também para a biossíntese de novas substâncias endocanabinoides nos neurônios pré-sinápticos, pois é a principal célula de suporte nutricional às células neuronais.

A compreensão do sistema endocanabinoide em animais abriu as portas para novas abordagens direcionadas ao controle da dor, à terapia do câncer, à modulação de distúrbios neurológicos, à redução do estresse, ao controle da ansiedade e de doenças inflamatórias. Uma revisão feita em 2019 pelo pesquisador americano Robert Silver resgata a influência dos fitocanabinoides no sistema endocanabinoide (SEC) de todos os animais, incluindo cães e gatos domésticos. Se essas substâncias extraídas das plantas são capazes de funcionar como ligantes diretos dos receptores canábicos dos animais e humanos, é porque elas apresentam semelhanças bioquímicas moleculares e, consequentemente, afinidade biológica.

Um relato de caso apresentado por Buranakarn (2020) na revista *Internacional Journal of Science and Innovative Technology* mostrou que o uso do extrato de *cannabis* para tratar um sarcoma na região do globo ocular em um felino de 3,5 kg de peso vivo reduziu o tamanho da massa tumoral, além de agir como um excelente anti-inflamatório, já que a tumoração apresentava aspecto bem congesto e purulento. As doses utilizadas nesse caso foram de 0,35 mg de extrato oleoso *full espectro*, 30 minutos depois da alimentação – já que essas substâncias lipofílicas são mais bem absorvidas com conteúdos alimentares lipídicos – pela manhã e outra à tarde, por 10 dias consecutivos. Como resultado, houve uma significativa redução do tumor de 5 cm de diâmetro para 1,5 cm em 10 dias. O paciente em questão passou de 3,5 kg de peso vivo para 2,6 kg após o estresse terapêutico do carcinoma ocular. Exatamente 30 dias após o início do tratamento, o tumor caiu e o paciente felino seguiu normalmente sua vida.

Por muitos anos, o câncer foi considerado uma doença do mal. Acreditava-se que tinha origem exclusivamente genética, tanto em animais como em pessoas. Com estudos, a busca pelas principais razões de sua origem vem mudando a concepção, principalmente médica, sobre sua essência causal.

Em uma analogia, o câncer faz com o corpo do animal o mesmo que a milícia que comanda uma cidade: cobrando mensalidades para usar a internet, água, luz e gás; determinando novas leis, regras;

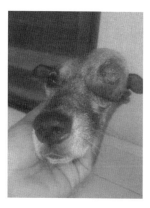

Figura 1 Paciente canino com osteossarcoma no crânio.
Fonte: Instituto Tarcísio Barreto.

restringindo a população no entrar e sair de suas casas; extorquindo tudo e todos para benefício próprio. As células tumorais têm a capacidade de modificar todo o meio a sua volta, dar novos comandos celulares para obter proteção ambiental e principalmente alimento. Tudo o que elas mais querem é continuar no anonimato orgânico, sem que ninguém perceba sua existência, crescendo e se desenvolvendo em seu microambiente, com todas as regalias e prosperidades. Além disso, têm a capacidade de atrair os próprios soldados do corpo – os linfócitos T, linfócitos B, os macrófagos, as células dendríticas e os próprios neutrófilos – para perto de si, aproveitando-se desses soldados para manter seu espaço e mecanismos celulares em pleno funcionamento, sem interferência do próprio corpo.

Isso acontece porque as células que estão em processo de defesa sintetizam substâncias químicas, conhecidas como mediadores bioquímicos, na tentativa de se beneficiar, impedindo seu reconhecimento no corpo por outros soldados de defesa. Isso ocorre devido ao fato de as células tumorais liberarem substâncias quimioatrativas na tentativa de persuadir células de defesa do próprio corpo para trabalhar a seu favor. Essas células de defesa são os milicianos, combatentes de defesa que se converteram para trabalhar para o inimigo, "a célula modificada", mas não porque houve a conversão do mal contra o bem, mas sim uma conversão enganosa, agindo contra o organismo sem perceber o que está fazendo, ou seja, células de defesa hipnotizadas pela proteção tumoral.

Todo o ambiente tumoral foi preparado para trabalhar em favor do câncer: sua fixação, a divisão e o desenvolvimento. Essas células com metabolismo nuclear modificado, comparado com outras células do próprio corpo, surgem com uma nova proposta de sobrevivência, iludindo os linfócitos T, os linfócitos B e outras células de defesa preparadas para proteger os tecidos dermatológicos, hematológicos, hepáticos, ósseos, endoteliais, adiposo e o próprio sistema celular imunológico contra invasores internos e externos.

Estudos experimentais mostram que o microambiente tumoral tem a capacidade de inibir a expansão das células T modificadas, podendo acarretar tanto a conversão dessas células em células T reg, aumentando a expressão da interleucina 6 (IL-6), como a própria apoptose das células T clonais. As células T reg atuam na defesa (linfócitos T CD4) e regulam a resposta imune, mantendo a autotolerância celular. Elas produzem IL-6, que, quando liberada pelas células T, têm a capacidade de deixar o ambiente mais favorável para o crescimento tumoral, por suprimir a resposta imune do corpo contra o câncer, permitindo pouco ou nenhum ataque às células tumorais.

Outras substâncias que reduzem a resposta do organismo contra as células neoplásicas são as IL-10 e as TGF-beta, que controlam a resposta inflamatória e imunológica a favor do câncer, também conhecidas como citocinas que favorecem o crescimento tumoral em seu microambiente. Trabalhos como os dos pesquisadores Wang et al. (2017), intitulado *Role of tumor microenvironment in tumorigenisis*; o de Lyssiots et al. (2017), *Metabolic interactions in the tumor microenvironment*; detalham esse microambiente do câncer no organismo hospedeiro *in vivo*.

O que esperar da *cannabis* medicinal em pacientes oncológicos **117**

Na doença autoimune acontece o contrário: células rebeldes, que não têm a preocupação de induzir ou atrair os soldados (células de defesa) a seu favor, promovem uma grande baderna no microambiente, chamando a atenção das células de defesa circulantes no corpo, o que resulta em uma briga sem fim, proporcionando um ambiente altamente inflamado, uma verdadeira guerra celular. A reprogramação da célula oncológica, pela modificação de seus genes, possibilita nova vida celular, novo recomeço, para poder sobreviver ao novo meio, quente, agitado e inflamado cronicamente, alterado pelo ambiente em que vive. O desrespeito orgânico, atrelado ao excesso de combustível, ao baixo movimento e à desarmonia hormonal, permitiu essa mudança radical do funcionamento de algumas células do corpo.

Nesse processo, o câncer aciona suas grandes habilidades anti-inflamatórias e imunológicas para continuar crescendo e ganhando mais território no corpo. Toda essa capacidade nuclear de continuar se desenvolvendo sem que o organismo o perceba como uma célula anômala, diferenciada, de alta autonomia metabólica, permite entendermos quão difícil é combatê-lo e inverter esse metabolismo celular anômalo. Desse modo, quando se engatilha o disjuntor da mudança genética nuclear das células tumorais, dificilmente se consegue desligar ou inverter esse disjuntor. Um ambiente desfavorável, quente, constantemente inflamado, com baixo pH, permite esse gatilho gênico; e a célula, para se defender, desliga o disjuntor do metabolismo inato, basal, metabolismo adquirido pelo seu genoma, e liga outro disjuntor, alterando seu metabolismo, saindo de basal para um metabolismo celular mais alto, gastando mais energia, alterando a temperatura para se equilibrar com o meio extracelular mais quente, mudando de vez toda a sua transcrição dos gens celulares.

A nova vida dessas células tumorais permite outras habilidades de sobrevivência. O câncer é considerado por muitos especialistas uma célula, ou várias células, que estarão apenas tentando sobreviver em um "ambiente insuportável – quente e inflamado".

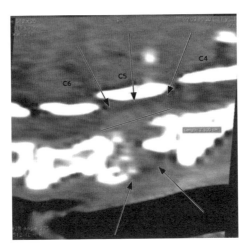

Figura 2 Tomografia da coluna cervical de um cão com osteossarcoma ósseo.
Fonte: Instituto Tarcísio Barreto.

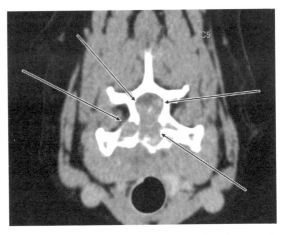

Figura 3 Presença de lise óssea em corpo vértebra cervical de um canino, vista tomográfica transversal.
Fonte: Instituto de Radiologia Veterinária.

O que esperar da *cannabis* medicinal em pacientes oncológicos 119

O número de indivíduos que desenvolvem esse tipo de enfermidade oncológica só cresce em todo o mundo. As causas são multifatoriais e precisam ser mais esclarecidas para a população em geral.

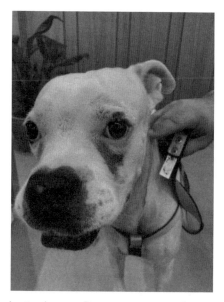

Figura 4 Paciente da raça Boxer com tumor intracraniano.
Fonte: Instituto Tarcísio Barreto.

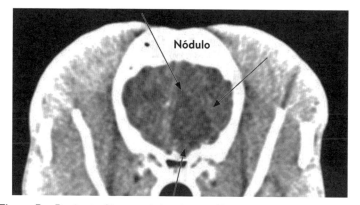

Figura 5 Paciente fêmea adulta da raça Boxer com tumor cerebral.
Fonte: Instituto Tarcísio Barreto.

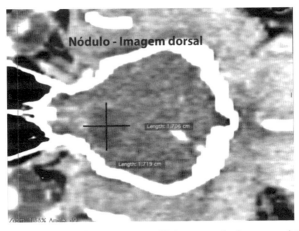

Figura 6 Presença de massa neoplásica em cérebro, em vista axial tomográfica.
Fonte: Instituto de Radiologia Veterinária.

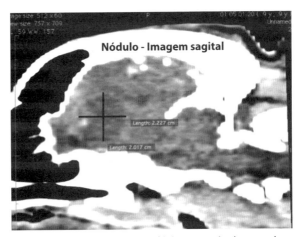

Figura 7 Presença de massa neoplásica em cérebro canino, em vista coronal da tomografia.
Fonte: Instituto de Radiologia Veterinária.

Como ocorre na medicina oncológica humana, a medicina veterinária trabalha o diagnóstico do câncer e não sua prevenção.

O que esperar da *cannabis* medicinal em pacientes oncológicos 121

Antes mesmo de apenas se preocupar em castrar os cães, como forma de prevenir ou tratar o câncer de próstata canino, precisamos entender a importância da testosterona nesse processo de combate à mudança do mecanismo celular prostático desses animais. Bryan et al., em uma publicação para a revista *Prostate*, de 2007, comprova que cães castrados têm mais riscos de desenvolver o câncer, não só o carcinoma e o adenorcarcinoma de próstata, mas também de vesícula urinária.

Ademais, o aumento da prevalência do câncer animal, nos últimos 30 anos, permitiu entender o quanto interferimos na vida desses seres de quatro patas. Humanizar talvez não seja a melhor saída para a redução do câncer. Tratar nossos cães e gatos como carnívoros poderá ser o início de uma nova era para a oncologia veterinária mundial. O respeito à espécie trará um microambiente desfavorável ao aparecimento dessas novas células. Precisamos alcalinizar os organismos desses animais diante de tanta acidez metabólica.

REFERÊNCIAS

1. Alexander A, Smith PF, Rosengren RJ. Cannabinoids in the treatment of cancer. Cancer Lett. 2009;285(1):6-12.
2. Balkwill FR. Cells are us: combining research and public engagement. Nat Rev Cancer. 2021;21(5):277-8.
3. Blázquez C, Carracedo A, Barrado L, Real PJ, Fernández-Luna JL, Velasco G, et al. Cannabinoid receptors as novel targets for the treatment of melanoma. FASEB J. 2006;20(14):2633-5.
4. Bryan JN, Keeler MR, Henry CJ, Bryan ME, Hahn AW, Caldwell CW. A population study of neutering status as a risk factor for canine prostate cancer. Prostate. 2007;67(11):1174-81.
5. Buranakarn V. Sarcoma cancer treatment using extracted cannabis oil in cat. IJSIT. 2020;3(1).
6. Bürger KP, Carvalho ACFB, Sampaio MO, Bürger CP. Diagnóstico de situação: noções de estudantes de Medicina Veterinária sobre a atuação na área da saúde pública. Revista CES/Medicina Veterinária e Zootecnia. 2009; 4(1):10-6.

7. Carracedo A, Gironella M, Lorente M, Garcia S, Guzmán S, Velasco G, et al. Cannabinoids induce apoptosis of pancreatic tumor cells via endoplasmic reticulum stress-related genes. Cancer Res. 2006;66(13):6748-55.

8. Ellert-Miklaszewska A, Kaminska B, Konarska L. Cannabinoids down-regulate PI3K/Akt and Erk signalling pathways and activate proapoptotic function of Bad protein. Cell Signal. 2005;17(1):25-37.

9. Ferlay J, Ervik M, Lam F, Colombet M, Mery L, Piñeros M, et al. Cancer today (powered by Globocan 2018). IARC CancerBase. 2018;15.

10. Freundt-Revilla J, Keglel K, Baumgartner W, Tipold A. Spatial distribution of cannabinoid receptor type 1 (CB1) in normal canine central and peripheral nervous system. PLoS One. 2017;12(7):e0181064.

11. Gentzel JB. Does contemporary canine diet cause cancer? A review. Vet World. 2013;6(9):632-9.

12. Gibney E, Castel VD. Nobel for 2D exotic matter. Nature. 2016;538(7623):18.

13. Guzman M. Cannabinoids: potential anticancer agents. Nat Rev Cancer. 2003;3(10):745-55.

14. Instituto Nacional de Câncer (Inca). Estimativa 2020 – Incidência de câncer no Brasil. Rio de janeiro: Inca; 2019.

15. Larsson CE, D'Angelino JL, Larsson Jr CE. Perfil e anseios dos ingressantes no curso de Medicina Veterinária da FMVZ/USP no ano de 1990. In: Conferência Anual da Sociedade Paulista de Medicina Veterinária. São Paulo: FMVZ/USP; 1990.

16. Lee XC, Werner E, Falasca M. Molecular mechanism of autophagy and its regulation by cannabinoids in cancer. Cancers. 2021;13(6):1211.

17. Lyssiotis CA, Kimmelman AC. Metabolic interactions in the tumor microenvironment. Trends Cell Biol. 2017;27(11):863-75.

18. Mathew R, Karantza-Wadsworth V, White E. Role of autophagy in cancer. Nat Rev Cancer. 2007;7(12):961-7.

19. Mizushima N, Komatsu M. Autophagy: renovation of cells and tissues. Cell. 2011;147(4):728-41.

20. Rojas-Jara C, Polanco-Carrasco R, Cisterna A, Hernández V, Moreno A, Alarcón L. Uso medicinal de cannabis: una revisión de la evidencia. Terapía Psicológica. 2019;37(2):166-80.

21. Saker KE. Nutritional concerns for cancer, cachexia, frailty, and sarcopenia in canine and feline pets. Vet Clin North Am Small Anim. 2021;51(3):729-44.

22. Salazar M, Carracedo A, Salanueva IJ, Hernández-Tiedra S, Lorente M, Egia A, et al. Cannabinoid action induces autophagy-mediated cell death through stimulation of ER stress in human glioma cells. J Clin Investig. 2009; 119(5):1359-72.

23. Silver RJ. The endocannabinoid system of animals. Animals. 2019;9(9):686.

24. Wang M, Zhao J, Zhang L, Wei F, Lian Y, Wuet Y, al. Role of tumor microenvironment in tumorigenesis. J Cancer. 2017;8(5):761.

9

Cannabis como terapia ao coronavírus em animais

Neste início do século XXI, vivemos momentos de muitas incertezas em nossas vidas, especificamente a partir de março de 2020, quando o mundo parou, situação que perdurou por mais de 24 meses. Ficamos sem saber como tudo iria se desencadear, até porque o pânico emocional tomou conta da nova filosofia pandêmica. Muitos ainda se questionam: como tudo aconteceu? O que acontecerá na esfera social, política e econômica?

A pandemia do SARS-CoV-2 deixou um importantíssimo recado para a população mundial: o da reflexão pós-pandemia. O capitalismo passou a ser visto com outros olhos. Muitas empresas mudaram seus posicionamentos com os colaboradores. Vários empresários começaram a enxergar uma nova maneira de gerenciar suas empresas, de cobrar metas e não presença física. Muitos funcionários iniciaram seus trabalhos em *home office*, como resultado, muitas vezes, a capacidade produtiva aumentou, estando em casa, com a família.

Considerando a orientação dos órgãos mundiais de saúde e dos gestores públicos de que todo cidadão tinha de ficar em casa – não se podia frequentar academia, *shopping centers*, cinemas, ambientes comerciais fechados e até mesmo alguns espaços abertos, públicos e privados, como praias, parques e praças – e com os inúmeros decretos municipais e estaduais, a população não tinha opção a não ser ficar em casa e usar máscara e álcool em gel, pois não se sabia como enfrentar o vírus. Entramos, assim, em um processo de isolamento social.

Muitos dos criadores de cães e gatos, em todo o mundo, depositaram muito de sua atenção e, ao mesmo tempo, amenizaram suas fragilidades emocionais a partir do convívio com os animais. Devido ao isolamento, essas pessoas sequer saíam de casa para evitar o contágio do coronavírus. Pouco se sabia sobre o coronavírus humano e muito menos se havia alguma possibilidade zoonótica de esse vírus ser transmitido dos animais para os humanos. De início, surgiram até notícias falsas de transmissibilidade de animais de zoológico aos homens. Essa possibilidade de transmissão não foi totalmente descartada, todavia, até o presente momento, os sinais clínicos apresentados após o contato com animais doentes ainda permanecem sendo estudados.

Nesse caso, nenhum cidadão realizou avaliações médicas para saber como andava sua imunidade celular e humoral. A população ficou em casa, esperando por soluções advindas da ciência e do poder público, como a criação e a aplicação de vacina. O que se percebe é que não termos consequências maiores de catástrofe biológica foi questão de sorte, uma vez que ficar em casa; não fazer exercício físico; comer muito carboidrato; não tomar sol; não otimizar os hormônios endógenos, principalmente tireoidianos, sexuais e o colecalciferol (vitamina D3); e ainda aumentar o cortisol basal devido à ingestão excessiva de açúcares e do próprio estresse provocado por toda a situação de incertezas, corroboraram os alarmantes números de óbitos e de pessoas que ficaram com sequelas de síndrome respiratória aguda grave (SARS).

A esse respeito, vários estudos vêm sendo feitos analisando o uso de *cannabis* medicinal no combate aos efeitos da SARS em humanos, impostos pelo coronavírus, a fim de auxiliar o paciente, de modo a usufruir dos benefícios imunorreguladores, e principalmente anti-inflamatórios, dessa substância. A principal causa para tanta letalidade dos humanos durante a pandemia é que a aguda resposta imunológica do organismo ao vírus permite liberar bastante citocina inflamatória na circulação sanguínea, alertando o corpo sobre o invasor. No entanto, esse alerta é potencializado devido à altíssima liberação de catecolaminas na circulação, aumentando ainda mais a liberação de mais citocinas inflamatórias no organismo, que se debilita muito rapidamente, inflamando todos os outros tecidos e vasos do corpo. Um dos recentes trabalhos, realizados na Universidade da Georgia, publicado em setembro de 2020 pela revista *Cannabis and Cannabinoid Research*, trouxe excelentes resultados sobre o uso do canabidiol (CBD) na redução da quantidade de citocinas pró-inflamatórias que são liberadas na circulação sanguínea em experimento com roedores.

Como abordamos anteriormente sobre a possibilidade de o coronavírus humano afetar ou não os animais, nós, médicos-veterinários, responsáveis por grande parte da saúde pública, fomos muito cobrados pela imprensa e pela população em geral para nos pronunciarmos sobre o tema. Nesse sentido, a principal dúvida era se o coronavírus dos homens afetava ou não os animais. Ademais, questionavam como proceder após os retornos dos passeios para não trazer para dentro de casa o vírus; ou ainda se os tutores deveriam se preocupar com os espirros e tosses que os cães porventura pudessem apresentar em casa.

Primeiramente, os animais também são vítimas do coronavírus. Mas, o que sabemos até agora, é que as variantes que acometem os animais são inofensivas para os humanos. O coronavírus dos cães atua diferentemente nos gatos, afetando outros sistemas, percorrendo outras rotas metabólicas. Em outras espécies acometidas pelo coronavírus, como suínos e bovinos, o sistema atingido normalmente é o digestivo, provocando diarreias muitas vezes infectocontagiosas, destruindo tecidos entéricos e enzimas catalisadoras, prejudicando todo um processo produtivo, segundo Homaidan et al. (1991).

Há algum tempo, a ciência mostra a presença clínica do coronavírus canino e felino. Nesse caso, existe uma predileção desse vírus por tecidos e sistemas distintos, afetando normalmente o sistema digestivo e o sistema imune, respectivamente, e não o respiratório potencialmente acometido, como acontece em seres humanos, galinhas e ratos, mesmo pertencendo à mesma família *coronaviridae*. Segundo os pesquisadores Rodrigues et al. (2020), a transmissão entre espécies diferentes não foi ainda comprovada, sugerindo que não seja possível essa contaminação.

O vírus da coronavirose canina pertence ao gênero *Alphacoronavirus* e acomete especialmente o sistema digestivo, causando gastroenterite, com sintomas leves a moderados; vômitos e desidratação, sendo de alta morbidade e baixa mortalidade. A infecção ocorre pela mucosa oral ou anal que, quando atinge o intestino delgado, replica-se nos enterócitos, inflamando os tecidos e permitindo uma produção de fezes amolecidas com odor característico, com ou sem a presença de sangue (Pereira et al., 2014).

Já o *alphacoronavirus* felino (FCoV) acomete o peritônio, trazendo inflamações severas, com alta morbidade e alta mortalidade, conhecida como peritonite infecciosa felina (PIF). Nem todo felino infectado pelo coronavírus desenvolve PIF, segundo os virologistas americanos MacLachlan e Dubovi (2011). Sua transmissão é semelhante à do coronavírus canino, pela via oral e anal (Addie et al., 2009).

O que já se sabe desse vírus, conhecido como coronavírus entérico felino (FECV), é que, além de afetar o peritônio desses animais, ainda promove infecção dos tratos gástricos e entéricos, segundo os pesquisadores Sharif et al. (2010). A fim de reduzir os efeitos colaterais inflamatórios da PIF, mais trabalhos poderiam ser desenvolvidos com *cannabis* medicinal, de modo a reduzir a quantidade de drogas analgésicas, anti-inflamatórias e de agentes antimicrobianos nesses pacientes por tempo prolongado.

Um estudo italiano realizado com caninos (Gugliandolo et al., 2021), utilizando CBD na resposta anti-inflamatória e imunomoduladora, apontou que houve redução das citocinas pró-inflamatórias, especificamente IL-6 e fator de necrose tumoral alfa (TNF-alfa), mas não da IL-10. A inflamação foi induzida com lipossomas (LPS), de modo intravenoso, na concentração de 100 ng/mL; e o tratamento consistiu em dose de 50 a 100 mcg/mL, com redução expressiva também de Nf-kappa-B e COX-2, conferindo a primeira evidência realizada *in vivo* com cães, no controle imunomodulatório e inflamatório induzido.

As inflamações peritoniais, com altos níveis de dores abdominais e incômodos respiratórios, podem ser amenizadas com a medicina canabinoide, já que estamos falando de uma patologia crônica, sem cura apresentada. Com os avanços das pesquisas que comprovam os benefícios do CBD, teremos, no futuro, animais recebendo terapias alternativas em ambientes clínicos veterinários em todo o mundo, de modo a reduzir os efeitos excessivos de drogas

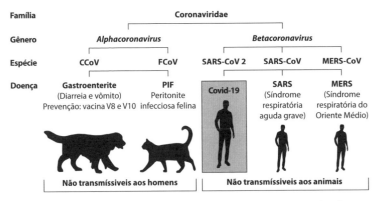

Figura 1 Diferenças entre o coronavírus humano e o animal.

administradas ou até mesmo amenizar os sintomas das patologias severas e graves nesses pacientes. Espera-se, ainda, que essas fito-terapias possam ser amplamente utilizadas em centros intensivos e em ambulatórios veterinários, biodisponibilizadas por inalação ou até mesmo na forma de óleo, por via oral ou nanoemulsão tópica, para animais de estimação, como intuito de consorciar terapias, oti-mizando um melhor funcionamento dos sistemas, sempre focando o paciente e seu grau de comprometimento, de forma individual.

A possível transmissão do coronavírus humano aos animais, e vice-versa, vem sendo muito discutida, trazendo preocupações aos amantes de animais. A Organização Mundial da Saúde Animal (OiE) identificou a infecção pelo coronavírus em dois cães e um gato, mes-mo que com leves sintomas. Não há evidências científicas dessa con-taminação em condições naturais. Apesar disso, todo cuidado é pouco. Em sinais de possível positivação em humanos, recomen-da-se o mesmo isolamento social feito para humanos em animais.

REFERÊNCIAS

1. Addie DD, Jarrett O. Feline coronavirus. In: Greene CE. Infectious diseases of the dog and cat. 2 ed. Philadelphia: WB Saunders. p. 58-68.
2. Gugliandolo, et al. Effect of cannabidiol (CBD) on canine inflammatory res-ponse: an ex vivo study on LPS stimulated whole blood. Vet Sci 2021;8:185.
3. Homaidan F, Torres A, Donowitz M, Sharp GW. Electrolyte transport in piglets infected with transmissible gastroenteritis virus: stimulation by verapamil and clonidine. Gastroenterol. 1991;101(4):895-901.
4. MacLachlan NJ, Dubovi EJ. Fenner's veterinary virology. 4 ed. New York: Elsevier; 2011.
5. Pereira TS, Medunekas JPS, Tonon CG, Martins LC, Baldotto SB, Pereira DA. Coronavírus canino. Revista Científica Eletrônica de Ciências Aplica-das da FAIT. 2014:1-10.
6. Rodrigues KMMT, Vielmo AC, Mendonça AC, Carvalho PMG, Vielmo AC. Particularidades da infecção por diferentes estirpes de coronavirus em ani-mais domésticos e de produção. Revista Desafios. 2020;22:1-4.
7. Sharif S, Arshad SS, Hair-Bejo M, Omar AR, Zeenathul NA, Alazawy A. Diagnostic methods for feline coronavirus: a review. Vet Med Int. 2010; 2010:809480.

10

Relação das dietas cetogênicas na otimização do sistema endocanabinoide

Os cães e gatos domésticos encontram-se em um processo crônico de inflamação metabólica provocado por alimentação industrializada, dieta caseira rica em batatas, frutas, cuscuz e arroz. Como potencializadora desse processo está a castração cada vez mais precoce, que prejudica o excelente funcionamento do sistema endocanabinoide (SEC) cerebral deles. Tanto o excesso de carboidratos como a deficiência hormonal favorecem um ambiente mais inflamado, oxidado, e com baixa capacidade regenerativa dos tecidos afetados.

Muitos desses animais domésticos encontram-se obesos, com dores vertebrais e articulares crônicas, com catarata precoce, dermatite, doenças autoimunes e até mesmo câncer ósseo, de pele, sanguíneo ou mama. Cabe ao sistema endocanabinoide tentar modular, de forma bioquímica, as diversas alterações no corpo, como dor neuropática, inflamações subclínicas, déficits cognitivos, efeitos colaterais do câncer, hiperexcitabilidade comportamental, distúrbios imunológicos intestinais, entre vários outros distúrbios provocados pela má alimentação e ausência de hormônios esteroidais.

Quando consideramos que os seres vivos são o que comem, no caso dos animais domésticos, podemos extrapolar e dizer que o SEC

130 *Cannabis* medicinal para cães e gatos

deles também é resultado do que recebem na ingestão alimentar, assim como as articulações móveis, o intestino e o sistema imune.

Comparativamente, analisando um cão selvagem e um cão doméstico, aquele possui um sistema endocanabinoide bem mais otimizado do que este, principalmente devido ao que eles ingerem da dieta, envolvendo gorduras, proteínas e carboidratos.

Muitos cães domésticos recebem dietas industrializadas contendo gorduras vegetais saturadas pobres em ácidos graxos, enquanto os cães selvagens, que caçam, adquirem gorduras de origem animal poli-insaturadas, ricas em ácidos graxos essenciais, com proporção de 1:1 de ômega-3 e ômega-6. Sem falar que, para sintetizar as substâncias endocanabinoides, é necessária a presença de fosfolipídio no neurônio pós-sináptico, que está muito presente na gordura animal.

Quando os cães domésticos têm acesso a comidas industrializadas de baixa qualidade, até as proteínas são de origem vegetal, como as da soja, do milho e do trigo, desfavorecendo a espécie carnívora em questão, em função do apelo comercial. As proteínas, quando falamos em custo operacional, são o elemento de maior custo produtivo contido nos alimentos industrializados, o que justifica o incremento da proteína vegetal de baixa qualidade na dieta dos carnívoros domésticos. Isso se torna um problema, visto que elas são essenciais na manutenção dos neurônios, do SEC e de qualquer outra célula do corpo.

Outro problema é o excesso de carboidratos que os cães domésticos ingerem comparando com os cães selvagens, uma vez que estes só comem caça, contendo apenas 5% de carboidrato. Esse é um tema que abordamos recorrentemente em redes sociais, plataformas *web*, livros, *e-books*, e durante as consultas clínicas no consultório, pois a quantidade de açúcares que os animais domésticos ingerem diariamente é excessivamente alta, causando danos inflamatórios subclínicos aos animais e ao sistema nervoso central

(SNC) e periférico. O açúcar tem a capacidade de aumentar a pressão do corpo de forma silenciosa, promovendo vasoconstricção periférica, causando lesão renal e cardíaca. Ele danifica o sistema imune, reduzindo a conversão enzimática de T4 em T3 por meio do cortisol elevado na circulação.

Cães e gatos domésticos são animais carnívoros. Por isso, necessitam de dietas que mais se aproximem da caça e não das que mais beneficiam os humanos, como fonte prática ou barata de fornecimento de alimento para estes. Existem duas principais rotas energéticas metabólicas no corpo dos mamíferos que irão favorecer a produção de adenosina trifosfato (ATP) no ciclo de Krebs dentro das mitocôndrias celulares: a rota originada da glicose e a da gordura. Quando um cão ingere muito carboidrato, ele utiliza muito a rota da glicose na produção de ATP na mitocôndria. Essa via metabólica de produção de energia quebra a glicose em duas moléculas de piruvato, proporcionando dois ciclos mitocondriais na produção de ATP celular. Como resultado, há muitos prejuízos ao corpo se ele utiliza muito essa via, devido à excedente produção de lactato. O lactato, nessses casos, é um importante biomarcador de acidez e de inflamação do SNC. O excesso dessa substância pode danificar músculos, células sanguíneas e até neurônios.

Desse modo, a rota metabólica de produção de energia que menos inflama e que mais otimiza o sistema mitocondrial, sem produção de ácido láctico, é a da gordura. Dietas cetogênicas oferecidas aos animais carnívoros ofertam ácidos graxos e corpos cetônicos, que, por sua vez, geram acetil-CoA, que é uma coenzima intermediária no metabolismo celular na produção de energia. Cada ciclo de Krebs dentro da mitocôndria celular, em seu funcionamento otimizado, produz em torno de 36 ATP. Cães sedentários, que ingerem muito carboidrato, produzem em média 2 ATP em cada ciclo energético celular. Ou seja, esse cão doméstico precisa se alimentar muitas vezes para suprir a energia de que o corpo necessita. Quanto mais come, mais combustão acontece, mais inflamação os tecidos irão sofrer, mais trabalho o sistema endocanabinoide necessitará realizar para organizar as diversas desordens que o corpo sofrerá.

Os corpos cetônicos da dieta cetogênica, além de participarem do papel energético, participam da síntese de aminoácidos e neurotransmissores inibitórios como gaba (ácido aminobutírico), que modula esses organismos bioquimicamente. Um estudo conduzido por Berk et al. (2020) mostrou que dietas cetogênicas ricas em triglicerídeos de cadeia média reduzem os efeitos causados pelos atrasos cognitivos nos cães.

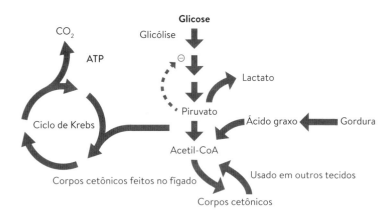

Figura 1 Rota metabólica energética da glicose, ácidos graxos e dos corpos cetônicos. Observe que o objetivo metabólico da combustão da glicose, da redução dos ácidos graxos e dos corpos cetônicos é a sua biotransformação em acetil-CoA, que é uma coenzima doadora de energia, necessária para girar um ciclo de Krebs na formação de CO_2 e ATP, como substrato celular essencial energético. Note que a participação da glicose neste ciclo gera muito calor e ácido lático que, dependendo da quantidade da sua síntese, poderá gerar vários transtornos bioquímicos ao organismo.
Fonte: Instituto Tarcísio Barreto.

Relação das dietas cetogênicas na otimização do sistema endocanabinoide **133**

No que diz respeito a uma boa alimentação relacionada com a biossíntese endógena de canabinoide em humanos e em cães e gatos domésticos, para sintetizar, de forma otimizada, substâncias endocanabinoides no cérebro, é preciso ter um organismo com níveis baixos de inflamação crônica e ter dietas ricas em ácidos graxos, que possui ação antioxidante e anti-inflamatória. Os endocanabinoides são produzidos a partir de lipídios endógenos à base de araquidonatos, entre eles os 9 ácidos graxos essenciais, incluindo ômega-3 (W3), ômega-6 (W6) e ômega-9 (W9). Bisogno et al. (2002) afirmam que dietas ricas, com alto teor de gorduras, contendo ácidos graxos poli-insaturados, otimizam a biossíntese dos endocanabinoides.

Vários trabalhos mostram o quanto as dietas cetônicas podem beneficiar pacientes com crises epiléticas por reduzir as inflamações. Segundo Law et al. (2016) e Berk et al. (2020), alimentações ricas com triglicerídeos, de cadeia curta e média, podem auxiliar no controle de convulsões. Muitos animais atendidos em consultórios veterinários com crises convulsivas alimentam-se de dietas industrializadas, justificando e fortalecendo a teoria desses pesquisadores.

Já dietas ricas em carboidratos podem promover inflamações crônicas subclínicas em todos os tecidos do corpo, incluindo o cérebro. Quando o cérebro se encontra inflamado, a primeira coisa que acontece na caixa craniana é aumentar a pressão interna e, consequentemente, causar alteração metabólica dos tecidos cerebrais. Por isso, ao atender um paciente com queixa de epilepsia, um procedimento essencial, entre vários protocolos terapêuticos, é a retirada da dieta rica em grãos, tubérculos, frutas, além de embutidos e enlatados, que são ricos em glutamato, importante neurotransmissor excitatório.

Nesse sentido, pesquisa realizada por Melø et al., em 2006, comprovou a diminuição da concentração total de glutamato no cérebro em resposta à dieta cetogênica. Muitos pacientes que têm acesso a dietas ancestrais, ricas em carcaça, vísceras, músculos e gorduras de origem animal, apresentam melhor escore corporal, com maior proporção de músculo em detrimento de gorduras. Por conseguinte, mostram-se mais ativos e cheios de energia, apresentam meno-

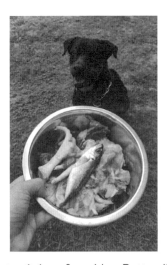

Figura 2 Dieta cetogênica oferecida a Rottweiller de 5 anos.
Fonte: Bárbara Bacurau, tutora.

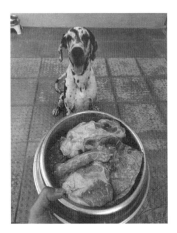

Figura 3 Dieta cetogênica oferecida a Dogue Alemão de 6 anos.
Fonte: Bruno Bittencourt, tutor.

res índices de infecção e dores articulares. Inclusive, na rotina clínica ortopédica, muitos pacientes com queixas diversas de claudicação, quando é retirado o carboidrato excessivo da dieta, apresentam melhora significativa, uma vez que antes não podiam pular do sofá ou da cadeira, pois apresentavam dores nas articulações do punho, do ombro, do joelho e coxofemoral. Pesquisadores como Freeman e Michel, em 2001, no *Journal of the American Veterinary Medical Association*, afirmam que cães com acesso a dietas bioapropriadas reduzem os índices de pancreatite e de artrite.

Com essas novas descobertas na nutrologia veterinária, cães, principalmente braquicefálicos condrodistróficos, como os Buldogues Franceses, Buldogues Ingleses e Pugs, beneficiaram-se e pararam de mancar. Esses animais, principalmente quando filhotes, têm alta energia e a usam para correr, saltar, brincar, por isso é de valor

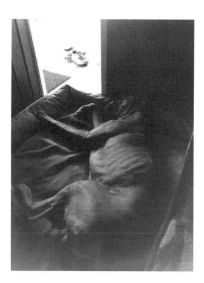

Figura 4 Paciente da raça Boxer, com vários problemas metabólicos de inflamação intestinal. Recebia dietas ricas em arroz e batata.
Fonte: Arnaldo Falabella.

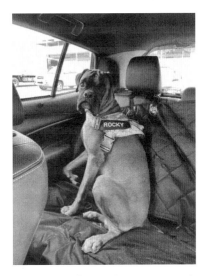

Figura 5 Paciente da raça Boxer, já no protocolo de longevidade do Instituto Tarcísio Barreto. Este registro revela o poder da dieta AB-bioapropriada para carnívoros domésticos.
Fonte: Arnaldo Falabella.

inestimável devolver a eles esses benefícios a partir de uma alimentação adequada, que promova menores índices inflamatórios.

É possível, sim, reduzir em pelo menos 60% as enfermidades sofridas pelos animais domésticos com uma pequena mudança de hábito alimentar, evitando dietas glicogênicas, ricas em carboidratos vegetais. Nesse sentido, os profissionais devem buscar conceitos alimentares mais ancestrais e menos inflamatórios, cujo objetivo principal é a redução das doenças em cães e gatos domésticos.

Para Packer et al. (2016), alimentos ricos em gorduras e proteínas melhoram a ansiedade e o funcionamento do cérebro de cães epiléticos. Quais os benefícios alimentares para os pacientes com sintomas de epilepsias? Como as crises epiléticas são reduzidas com esses alimentos? Esse fator está relacionado à quantidade e à qualidade dos receptores para substâncias cetogênicas no cérebro desses animais. Esse tipo de alimento favorece o ciclo de Krebs, pro-

Relação das dietas cetogênicas na otimização do sistema endocanabinoide 137

duzindo pouquíssimos metabólicos ou radicais livres e até mesmo menos ácido lático. O SNC precisa de energia metabólica constante, e não de picos glicêmicos. Quando incluímos esses novos conceitos alimentares para cães e gatos domésticos, há maior otimização mitocondrial. Trabalhos como os de Hart et al., em 2008, mostraram que, quando melhoramos o metabolismo mitocondrial, por conseguinte, teremos maior produção de energia intracelular em forma de ATP e uma redução na produção de substâncias reativas de oxigênio, frutos da fosforilação oxidativa no interior da mitocôndria, o que permite maior produção de neurotransmissores, preservando o funcionamento neuronal. Um tecido neuronal otimizado – com vitamina D3, hormônios sexuais em níveis satisfatórios e alimentos contendo fosfolipídios e aminoácidos essenciais – trará excelentes resultados cognitivos, sensitivos, somáticos e motores ao paciente. Pesquisas feitas por Pan et al., em 2010, mostraram essa convergência de informação entre o alimento cetogênico e a redução dos déficits cognitivos.

Muitos outros benefícios com a adoção dessas dietas são observados nos animais, incluindo melhora na pele, no pelo e nos dentes, e menor formação de cálculos dentários. Estudos envolvendo alimentos cetogênicos para cães domésticos, como os que foram realizados pelos médicos-veterinários australianos Ian Billinghurst e Tom Lonsdale, em 2001, destacaram que tanto a redução do volume fecal quanto a melhora na digestão desses alimentos no intestino desses animais permitiram identificar o quanto erramos ao colocar dietas ricas em grãos para eles.

Animais que se alimentam com ração industrializada defecam todos os dias, inclusive mais de uma vez por dia. Fezes são tudo aquilo que não serve para o corpo. Portanto, se o animal defeca muito, é porque ingere nutrientes que não são biológicos para realizar uma excelente absorção. Por isso, o corpo usa esse artifício de ex-

138 *Cannabis* medicinal para cães e gatos

cluir o que não serviu. Ademais, alguns animais comem fezes. Isso ocorre porque eles tentam reingerir os carboidratos expelidos pelo intestino, já que alguns animais acabam desenvolvendo necessidades dopominérgicas de açúcar, ou seja, adquirem o vício de comer carboidratos.

Ao fazer um comparativo entre cães e humanos, considerando os hábitos alimentares com excesso de dietas glicogênicas, encontramos mais pacientes com mais déficit cognitivo, com mais déficit de memória e de sono, diferentemente do que ocorre com os seres com dietas paleolíticas, mais ancestrais, ricas em ácidos graxos, corpos cetônicos e proteínas. O excesso de açúcar traz vários danos celulares e teciduais em longo prazo, devido a suas consequências oxidativas.

Pesquisa de Lonsdale, em 2001, mostra que cães e gatos apresentam baixas sínteses de enzimas digestivas, como a amilase pancreática, para lidar com excessos de amidos contidos na dieta. Outro comparativo feito pelos pesquisadores Paasikangas et al., em 2013, indica que cães que se alimentam de ração apresentam maior incidência de atopias e alergias quando comparados aos que comem alimentos crus de origem animal, contendo pouco vegetal em forma de fibra digestiva.

Um assunto muito polêmico é o jejum para cães. Muitos são os benefícios trazidos por essa prática, inclusive na potencialização da produção de substâncias endocanabinoides no SNC e periférico. Um estudo feito por Kirkham et al., em 2002, com ratos em condições normais, mostrou que animais com acesso ao alimento de forma *ad libitum*, ou seja, à vontade, apresentam baixos níveis de biossíntese de substâncias endocanabinoides no corpo. Podemos extrapolar esse estudo para humanos, uma vez que relatos dessas práticas apontam melhorias na memória, na disposição, na cognição, como um verdadeiro detox fisiológico. Nesse processo, fazendo uma viagem dentro do cérebro, as células se utilizam da autofagia como um verdadeiro meio de limpeza intracelular, permitindo, com isso, um melhor funcionamento do cérebro, dos neurônios e do próprio sistema endocanabinoide (SEC). O SEC desses organismos que se utilizam do jejum funciona de forma mais leve e otimizada, sem tantas inflamações ou oxidações do sistema. Todo ambiente organizado e limpo trabalha de modo mais suave.

Na atividade prática, todos os pacientes caninos que jejuam apresentam melhoria na vitalidade, na aparência, nos comandos, na reprodução e, principalmente, na redução dos sintomas de enfermidades articulares, neurológicas, imunológicas e dermatológicas. Portanto, o jejum tanto otimiza o sistema endocanabinoide como todos os outros relacionados ao controle do organismo.

REFERÊNCIAS

1. Berk BA, Law TH, Packer RMA, Wessmann A, Bathen-Nothen A, Jokinen TS, et al. A multicenter randomized controlled trial of medium-chain triglyceride dietary supplementation on epilepsy in dogs. J Vet Intern Med. 2020;34(3):1248-59.
2. Billinghurst I. The Barf diet. Washington: Dogwise Publishing; 2016.
3. Bisogno T, Hanus L, Petrocellis L, Tchilibon S, Ponde DE, Brandi I. Molecular targets for cannabidiol and its synthetic analogues: effect on vanilloid VR1 receptors and on the cellular uptake and enzymatic hydrolysis of anandamide. Br J Pharmacol. 2001;134(4):845-52.
4. Freeman LM, Michel KE. Evaluation of raw food diets for dogs. J Am Vet Med Assoc. 2001;218(5):705-9.
5. Hart BL, Hart LA, Thigpen AP, Willits NH. Long-term health effects of neutering dogs: comparison of labrador retrievers with golden retrievers. PloS One. 2014;9(7):e102241.
6. Kirkham TC, Williams CM, Fezza F, Di Marzo F. Endocannabinoid levels in rat limbic forebrain and hypothalamus in relation to fasting, feeding and satiation: stimulation of eating by 2-arachidonoyl glycerol. Br J Pharmacol. 2002;136(4):550-7.
7. Lonsdale T. Raw meaty bones. Washington: Dogwise Publishing; 2001.
8. Melø TM, Nehlig A, Sonnewald U. Neuronal-glial interactions in rats fed a ketogenic diet. Neurochem Int. 2006;48(6-7):498-507.

9. Paasikangas A, et al. Diet at young age and canine atopy/allergy (type) disease. In: The Waltham International Nutritional Sciences Symposium. Chicago; 2013.
10. Packer RMA, Law TZ, Davies E, Zanghi B, Pan Y, Volk HA. Effects of a ketogenic diet on ADHD-like behavior in dogs with idiopathic epilepsy. Epilepsy Behav. 2016;55:62-8.
11. Pan Y, Larson B, Araujo JA, Lau W, Rivera C, Santana R, et al. Dietary supplementation with medium-chain TAG has long-lasting cognition-enhancing effects in aged dogs. Br J Nutr. 2010;103(12):1746-54.

11

Suplemento à base de *hemp seed*

Vários países em todo o mundo vêm mudando e aperfeiçoando suas leis para os novos consumos dos produtos medicinais e suplementos alimentares à base de *cannabis* e cânhamo, respectivamente, para uso em animais e em humanos. É o caso do Canadá, que, desde 2019, vem proibindo importações de produtos fabricados em outros países para favorecer seus 5 mil litros de óleo de *cannabis* e 3.740 kg de *cannabis* seca para uso medicinal a fim de estimular a exportação dos seus produtos. A Jamaica tentou por várias vezes exportar seus produtos para o Canadá, e vem encontrando diversas dificuldades jurídicas e principalmente políticas. Essas informações foram confirmadas por Audley Shaw, ministro da Agricultura jamaicana da época (Lamers, 2020). Uma grande empresa líder na indústria de *cannabis* medicinal do Caribe, conhecida com Jacana, teve as mesmas dificuldades da entrada desses produtos no mercado canadense, segundo Alexandra Chong, CEO da companhia (Lamers, 2020). Esse jogo de recusa comercial do governo do Canadá acaba colocando em risco seus próprios investidores canadenses não só na Jamaica, mas também em todo o mundo, e mostra o verdadeiro potencial mercadológico da *cannabis* para fins cosmetológicos, nutricionais e medicinais.

Os EUA já têm diversos produtos à base principalmente de cânhamo – tinturas, suplementos alimentares em pó e petiscos para animais – produzidos pela indústria do país. A Califórnia segue no *ranking* como estado de maior produção industrial e distribuição desses produtos no próprio país e exportados para vários outros países consumidores desses insumos contendo substâncias canabinólicas. Por sua vez, o estado do Oregon ultrapassou a Califórnia na produção de *cannabis in natura*. Hoje estão tentando viabilizar incentivos fiscais para que haja entrada de industriários no estado, com o objetivo de reter tudo o que se consegue produzir.

Visando ao crescimento desse mercado, variados grupos familiares, empresariais e de diferentes etnias vêm buscando meios legais de entrar nesse segmento oportuno de comércio, a fim de melhorar a economia e as estratégias comerciais. Na Colômbia, a tribo indígena Misak, localizada no coração de Cauca, obteve licença das autoridades do país para cultivar e comercializar produtos contendo *cannabis*. Liliana Pechené, que é líder indígena dos Misak, promete não só transformar a economia da Colômbia, trazendo conforto financeiro para o seu povo, como também poder exportar seus produtos para outros países (Fonnegra, 2020). Estrategicamente, o governo colombiano acertou nessa concessão produtiva, legalizando não apenas o plantio de um povo que nasceu com o dom de utilizar a erva medicinal, mas ainda abrindo portas para o turismo do interior, pois Misak é a primeira tribo indígena do mundo a adquirir esse direito. A Colômbia, por meio do Ministério da Justiça, já emitiu mais de 650 licenças para o plantio da *cannabis*. Outra tribo indígena que ganhou a mesma concessão para cultivar e comercializar *cannabis* foi a Oglala Sioux, localizados em Dakota do Sul, nos EUA.

Na Inglaterra, em 2018, diante do aval dado pela médica Sally Davies – que, na época, era a autoridade médica do governo britânico –, o ministro do Interior Sajid Javid permitiu que médicos ingleses prescrevessem *cannabis* para seus pacientes (EFE, 2018). Com isso, abriu-se uma forte possibilidade de escala industrial para linhas produtivas de produtos que contenham *cannabis* em sua composição, já que o próprio mercado inglês poderia consumi-lo.

O mercado de suplementos para cães está bastante aquecido em todo o mundo. Cada vez mais as grandes indústrias buscam maneiras de se destacar no mercado *pet* elaborando formulações que tragam benefícios de maneira cada vez mais ecológica e sustentável. Nessa lógica, foram utilizadas as sementes do cânhamo que, no passado próximo, eram subutilizadas e consideradas expurgos do plantio. Esse bônus que o cânhamo produz apresenta excelentes substâncias que poderiam agregar tanto na suplementação humana como na animal com o intuito de aproveitar ao máximo o que essas ervas nos proporcionam.

As sementes de cânhamo, mais conhecidas como *hemp seed*, são ricas em proteínas, minerais e gorduras poli-insaturadas como ácido linoleico (ômega-6) e ácido alfa-linolênico (ômega-3). Além dessas substâncias, podemos encontrar vários flavonoides e alguns terpenos nessas sementes. Os flavonoides são compostos bioativos com propriedades antioxidantes e anti-inflamatórias. Já os terpenos são substâncias constituídas por carbono e hidrogênio, conhecidas como hidrocarbonetos. Dependendo da quantidade de carbono nas substâncias terpenoides, podemos ter aromas cítricos como o do limão, com ligações simples carbonadas, ligações duplas de carbono derivando de álcool, cetona ou aldeído. Nesse processo, de várias ligações de carbono derivam hormônios (com mais de 30 carbonos) e vitaminas (com a presença de mais de 40 carbonos). Como informação adicional, o látex da borracha é formado por terpenos que apresentam mais de 40 carbonos em sua cadeia molecular, conhecidos como substância politerpenoide.

Esses dados vão de encontro ao senso comum, que aponta que as sementes de cânhamo poderiam conter substâncias psicoativas.

Seguindo essa linha, muitos tutores de *pets* têm evitado os suplementos contendo *hemp*, por acreditarem que os animais ficariam drogados ou sofreriam algum efeito psicológico após o seu uso. Em seu perfil proteico, a substância apresenta 20 aminoácidos, como triptofano, valina, lisina, histidina, leucina, entre outros, segundo Callaway (2004). Entre os minerais, encontramos magnésio, zinco, ferro, cobre e muitos outros que são essenciais para uma boa saúde.

Estão disponíveis no mercado os produtos à base de cânhamo importados já prontos para o consumo, ou a importação da matéria-prima, que seriam as próprias sementes de cânhamo inativadas, conhecidas como coração de cânhamo descascado, para a produção dos suplementos *hemp seed*.

O Decreto n. 8.539, de 8 de outubro de 2015, do Ministério de Agricultura permite a qualquer pessoa jurídica que esteja devidamente regulamentada e inscrita no órgão fiscalizador importar produtos canábicos em território nacional.

Com tantos benefícios que a *Cannabis sativa* nos oferece, sejam eles para produzir cosméticos, tecidos, cordas, alimentos e suplementos para humanos e animais e, o mais importante, sob o ponto de vista médico, sua grande contribuição para fins medicinais, fazem dela uma ferramenta indispensável na homeostasia do cérebro e do corpo.

Alguns estudos realizados com sementes de cânhamo na dieta de frangos de corte e de galinhas mostraram que os animais alimentados com esses produtos obtiveram mais resistência a fraturas ósseas e menores deformações do esqueleto (Skrivan et al., 2019; Skrivan et al., 2020). Na avicultura, o índice de enfermidades ósseas é muito comum, e gera impactos econômicos e danos fisiológicos nesses animais (Clark et al., 2008).

Muitos autores, como Neijat et al. (2014) e Vispute et al. (2019), que pesquisam sobre os benefícios dessas sementes apontam que o óleo extraído delas exerce um efeito hepatoprotetor em aves de abate. Ademais, pesquisadores como Vispute et al. (2019) e Nissen et al. (2009) analisaram a atividade antimicrobiana do óleo de *cannabis in vitro* em colônias intestinais de aves contendo *E. coli* e obtiveram resultados espetaculares na redução dessas colônias. Já os *Lactobacillus* aumentaram durante esse experimento.

Um estudo desenvolvido em 2019 no Institute for Animal Biology and Nutrition pelos doutores romenos Palade, Habeanu, Marin, Chedea, Pistol e Grosu revelou que a utilização de nutracêuticos à base de *hemp* na criação de suínos de abate alimentados com farinha de sementes de cânhamo trouxe efeitos antioxidantes no período de lactação das porcas. Os efeitos anti-inflamatórios de derivados de *cannabis* também foram avaliados em animais de companhia pelo pesquisador Bauer, em 2011, devido ao fato de os óleos de sementes de *cannabis* apresentarem proporções de 3:1 de ômega-6 e ômega-3, respectivamente. Neste estudo, o pesquisador americano comprovou as respostas benéficas com a inclusão de ácidos graxos ômega-3 na dieta de cães e suas ações nas doenças inflamatórias, como atopia e alguns distúrbios renais, bem como problemas cardiovasculares, hiperlipidemias e osteoartrite.

REFERÊNCIAS

1. Bauer JE. Therapeutic use of fish oils in companion animals. J Am Vet Med Assoc. 2011;239:1441-1.
2. Callaway JC. Hempseed as a nutritional resource: an overview. Euphytica. 2004;140:65-72.
3. Clark WD, Cox WR, Silversides FG. Bone fracture incidence in end-of-lay high-producing, noncommercial laying hens identified using radiographs. Poult Sci. 2008;87(10):1964-70.
4. EFE. Reino Unido libera uso de maconha medicinal, mas exige prescrição médica. G1. 2018. Disponível em: https://g1.globo.com/bemestar/noticia/2018/07/26/reino-unido-libera-uso-de-maconha-medicinal-mas-exige-prescricao-medica.ghtml (acesso 15 dez 2022).
5. Fonnegra MIO. La comunidad misak del Cauca espera cambiar la percepción que hay sobre esa región. El Tiempo. 2020. Disponível em: https://www.

eltiempo.com/justicia/servicios/misak-primeros-indigenas-con-licencia-
-para-producir-marihuana-medicinal-509584 (acesso em 15 dez 2022).

6. Lamers ML. Canada accused of cannabis "protectionism" by blocking imports: even as exports soar. MJBizDaily. 2020. Disponível em: https://mjbizdaily.com/canada-accused-of-cannabis-protectionism-by-blocking--imports/ (acesso em 15 dez 2022).

7. Lamers ML. Jamaica minister: "Cannabis industry not hindered in ability to export". MJBizDaily. 2020. Disponível em: https://mjbizdaily.com/jamaica-minister-cannabis-industry-not-hindered-in-ability-to-export/ (acesso em 15 dez 2022).

8. Neijat M, Gakhar N, Neufeld J, House JD. Performance, egg quality, and blood plasma chemistry of laying hens fed hempseed and hempseed oil. Poult Sci. 2014;93(11):2827-40.

9. Nissen L, Zatta A, Stefenini I, Grandi S, Sgorbati B, Biavati B, et al. Characterization and antimicrobial activity of essential oils of industrial hemp varieties (Cannabis sativa L.). Fitoterapia. 2010;81(5):413-9.

10. Palade LM, Habeanu M, Marin DE, Chedea VS, Pistol GC, Grosu JA, et al. Effect of dietary hemp seed on oxidative status in sows during late gestation and lactation and their offspring. Animals. 2019;9(4):194.

11. Skřivan M, Englmaierová M, Taubner T, Skřivanová E. Effects of dietary hemp seed and flaxseed on growth performance, meat fatty acid compositions, liver tocopherol concentration and bone strength of cockerels. Animals. 2020;10(3):458.

12. Skřivan M, Englmaierová M, Vit T, Skřivanová E. Hempseed increases gamma-tocopherol in egg yolks and the breaking strength of tibias in laying hens. PloS One. 2019;14(5):e0217509.

13. Vispute MM, Sharma D, Mandal AB, Rokade JJ, Tyagi PK, Yadav AS. Effect of dietary supplementation of hemp (Cannabis sativa) and dill seed (Anethum graveolens) on performance, serum biochemicals and gut health of broiler chickens. J Anim Physiol Anim Nutr. 2019;103(2):525-33.

12
A contribuição da ciência para a *cannabis* medicinal canina e felina

Muitos dos estudos envolvendo animais em experimentos científicos, dando ênfase aos ratos e camundongos, por possuírem semelhanças fisiológicas com os seres humanos, são utilizados por pesquisadores. Além de serem de fácil manuseio, esses animais demonstram rápidos resultados biológicos, em virtude de seu metabolismo dinâmico. Os experimentos com esses roedores são excelentes modelos para os estudos farmacológicos e toxicológicos das substâncias homeopáticas, alopáticas e fitoterápicas, incluindo a *cannabis* com fins medicinais.

Diante da crescente importância dos cães na sociedade, há cada vez mais amantes dos animais, aos poucos os estudos sobre a administração da *cannabis* nos caninos domésticos, nos últimos 10 anos, buscaram entender e desvendar os reais efeitos dessas substâncias fitoterápicas no organismo, além de aprofundar conhecimentos sobre o importante e essencial sistema endocanabinoide (SEC), a fim de combater as diversas patologias neurológicas, ortopédicas e metabólicas de que tanto são acometidos.

Hoje sabemos que esse sistema, desvendado pela neurociência humana, age em vários sistemas do organismo humano e animal, com excelentes respostas do sistema imunológico, regulando o sis-

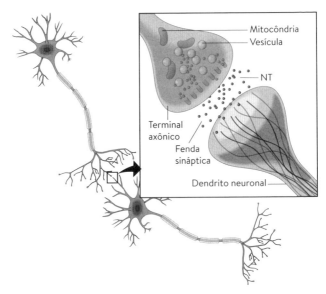

Figura 1 Figura representativa de uma sinapse química.
Fonte: baseada em ilustração de Thais Barreto.

tema humoral e celular e modulando as respostas inflamatórias do corpo (incluindo o cérebro) dentro do sistema nervoso central (SNC). Esse sistema está ligado diretamente aos processos cognitivos de memória e aprendizagem, segundo Karl et al. (2012). Nesse caso, vários são os receptores canabinoides encontrados em diversas espécies de animais, incluindo humanos, cães, gatos e até a esponja-do-mar, como aponta o professor emérito da Escola de Medicina da Universidade da Califórnia Dr. Donald Abrams.

Poucas são as universidades brasileiras que contêm em sua grade acadêmica a disciplina Fisiologia Canábica, que poderia fazer total diferença na formação do aluno e futuro médico-veterinário na defesa e na implementação de terapias com canabidiol (CBD) em suas rotinas terapêuticas e clínicas. Nesse sentido, a academia de medicina veterinária da Universidade Federal de Santa Catarina (UFSC) vem fazendo a diferença com o Professor Médico-Veterinário Erick

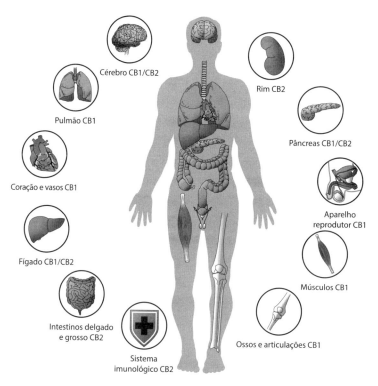

Figura 2 Presença de receptores canabinoides em vários tecidos em humanos.
Fonte: baseada em ilustração de Thais Barreto.

Amazonas de Almeida, que leciona a disciplina Endocanabinologia desde 2018, aprofundando os estudos científicos sobre sua fisiologia e terapêutica aplicada aos animais de estimação. A Universidade Federal de Santa Catarina (UFSC) – *Campus* Curitibanos foi autorizada a cultivar oficialmente *cannabis* para fins de estudos científicos para uso veterinário. O mesmo aconteceu com a Universidade Federal do Rio Grande do Norte (UFRN), que em 2022 conseguiu autorização da Agência Nacional de Vigilância Sanitária (Anvisa) para plantio de *cannabis* para fins medicinais, com o intuito de avaliar seu uso nos distúrbios neurológicos e psiquiátricos em humanos.

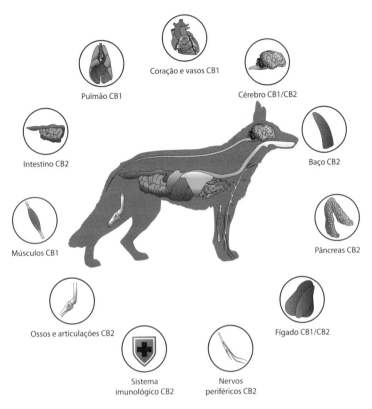

Figura 3 Presença de receptores canabinoides em vários tecidos em cães.
Fonte: baseada em ilustração de Thais Barreto.

Na Universidade Federal da Paraíba (UFPB), em 2019, o Conselho Superior de Ensino, Pesquisa e Extensão (Consepe) aprovou, de forma unânime, a criação de uma disciplina chamada Sistema Endocanabinoide e Perspectivas Terapêuticas da *Cannabis Sativa* e seus Derivados em três cursos de graduação, ainda no segundo semestre daquele ano. Esse estudo tem o principal objetivo de introduzir o conhecimento sobre a fisiologia do sistema endocanabinoide e fitocanabinoide, com as possíveis manifestações clínicas,

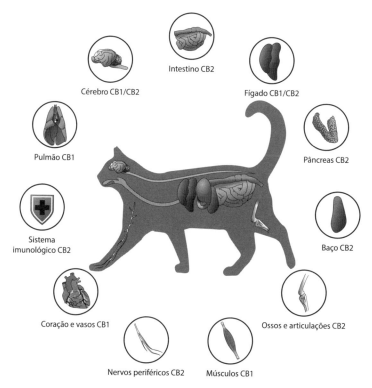

Figura 4 Presença de receptores canabinoides em vários tecidos em felinos domésticos.
Fonte: baseada em ilustração de Thais Barreto.

terapêuticas e a inserção de interações medicamentosas com outras drogas nos cursos de medicina, biomedicina e farmácia.

Quanto ao SEC, embora tenha sido desvendado nos anos 1990, sua introdução nas instituições acadêmicas ficou esquecida, melhor dizendo, foi deixada de lado devido principalmente à sua proibição pelas leis nacionais. Uma teoria para justificar sua ausência no ensino superior é o preconceito ou a falta de interesse no assunto canábico, além de o sistema educacional brasileiro ser pouco flexível a mudanças em sua grade curricular universitária.

Os estudos científicos mais recentes envolvendo *cannabis* medicinal em cães, com ênfase em canabidiol (CBD) isolado no combate às doenças osteoarticulares, foram realizados em 2018, pelos cientistas Gamble et al., mostrando que os efeitos benéficos da *cannabis* administrada por via oral, em veículo oleoso, na dose de 2 mg/kg de peso vivo, a cada 12 horas, permitiram aos pacientes caninos um excelente conforto osteoarticular, já que doenças dessa ordem são consideradas autoimunes e sem cura definida.

Ainda considerando o que apontam esses autores, no que diz respeito às convulsões, o CBD não se liga aos receptores do tipo I (CB1), que se encontram em maior número no cérebro dos cães e dos humanos. Apesar disso, eles inibem os sintomas convulsivos em aproximadamente 30%. O CBD, nesse caso, utiliza-se de outros mecanismos para diminuir a liberação de glutamato na fenda sináptica. Eles ativam os receptores 5-hidroxitriptofano 1A e inibem a receptação de anandamida da fenda sináptica (Campos et al., 2012; Sylantyev et al., 2013). Os mesmos estudos pré-clínicos, induzindo crises convulsivas em ratos e camundongos, demonstraram os mesmos efeitos benéficos das ações do CBD na redução das crises epilépticas nessas espécies mamíferas (Consroe et al., 1977; Jones et al., 2012).

Em relação ao tetraidrocanabinol (THC), trata-se de uma substância tóxica para cães quando utilizada em altas doses ou de forma isolada. Todavia, sua combinação, em doses baixas, com o CBD potencializa os efeitos da *cannabis* terapêutica perante os distúrbios neurológicos canino e no controle da dor, agindo como verdadeiros anti-inflamatórios.

Uma pesquisa, *in vitro*, desenvolvida pela Universidade Estadual do Colorado, nos EUA, utilizando CBD isolado e em forma de extrato, contendo canabigerol (CBG) e THC, para tratamento de glioblastoma – um tumor cerebral maligno – em cães e em humanos, mostrou que o CBD retarda o crescimento das células cancerígenas, sendo tóxica para o glioblastoma cerebral canino e humano, segundo Gross (2020).

Diante de tantos benefícios pesquisados sobre a *cannabis* medicinal em cães, é imprescindível encontrar a melhor maneira de administrar cientificamente esses produtos fitoterápicos nos animais domésticos, em veículo oleoso, em pó oral ou até mesmo em creme por via transdérmica, já que muitos animais apresentam limitações comportamentais. Pesquisa realizada por Bartner et al., em 2018, utilizou 30 caninos saudáveis para determinar a farmacocinética do CBD, observando a meia-vida do fitoterápico e determinando qual é o melhor veículo e as doses para esses caninos hígidos do estudo. O resultado mostrou que o melhor veículo continuou sendo o oleoso, administrado por via oral, e que a biodisponibilidade do produto é dose-dependente (Bartner et al., 2018). Nessa perspectiva, quanto mais oferecermos essas substâncias, mais as teremos disponíveis na corrente sanguínea. Esse estudo foi importante para revelar que, ao iniciarmos uma terapia com CBD ou em associação com o THC, é necessário começar com doses baixas até alcançar os efeitos desejáveis, já que cada animal tem sua particularidade na biodisponibilização dos fármacos, não sendo diferentes dos fitocanabinoides.

Já o estudo de Samara et al. (1988) sobre a farmacocinética do CBD em cães rendeu importantes resultados no quesito segurança da terapia com *cannabis*, mas apresentou um ponto negativo em relação à biodisponibilidade do CBD após a administração oral, variando de 13 a 19%. Como se tratou de um estudo pioneiro para a época, despertou outros pesquisadores e clínicos veterinários para analisar o que o uso desses produtos canábicos poderia promover nos pacientes e nos modelos experimentais. Desse modo, posteriores trabalhos comprovaram exatamente o contrário sobre a *cannabis* exógena como possibilidade de terapia alternativa para cães domésticos.

Diante dos questionamentos da ciência quanto aos benefícios da *cannabis* para cães, outra pesquisa, feita em 2019, por médicos-veterinários norte-americanos sobre o uso dessa terapia, a fim de verificar a opinião desses profissionais sobre a administração de *cannabis* medicinal nos animais de estimação, demonstrou que 61% dos veterinários consolidados no mercado se sentiram à vontade para abordar o assunto com seus colegas de trabalho, enquanto apenas 45% se sentiram à vontade para conversar com tutores de animais sobre a terapia canabinoide. Já os médicos-veterinários recém-formados não se sentiram confortáveis para falar sobre o assunto, embora concordassem quanto a seus efeitos benéficos para humanos e acreditassem que essa terapia, como forma alternativa de tratamento, será uma realidade no futuro (Kogan et al., 2019).

Hodiernamente, diversas pesquisas e ensaios clínicos visando à segurança e aos potenciais efeitos terapêuticos da *cannabis* em animais vêm sendo desenvolvidas (Hartsel et al., 2019). O CBD é o composto derivado da *cannabis* mais utilizado em pesquisas em canídeos. Esse composto é bastante pesquisado, por exemplo, para o tratamento de osteoartrite (OA) (Gamble et al., 2018; De Álava, 2019; Verrico et al., 2020).

Em um ensaio clínico controlado duplo cedo utilizando 16 cães que sofriam com OA, foram utilizados 2 mg/kg de óleo de CBD para avaliar seus efeitos sobre a dor. Os animais do grupo experimental tiveram diminuição significativa da dor, além do aumento do nível de atividade quando comparado ao grupo controle (Gamble et al., 2018). Com o mesmo intuito, em 2019, De Álava relata que, ao tratar um canino portador de osteoartrite crônica com 1 mg/kg de CBD, observou melhora da mobilidade e qualidade de vida do cão após o tratamento. Indo além, Verrico et al. (2020), ao constatarem que o CBD também tem efeito anti-inflamatório, conduziram um estudo com cães também portadores de OA, e notaram redução efetiva da dor e da mobilidade dos animais sem constatação laboratorial e clínica de toxicidade.

Estudos devem continuar sendo realizados para que, no futuro, as leis que regem os tratamentos com *cannabis* em cães sejam totalmente favoráveis, considerando que vem trazendo diversos benefícios no auxílio e na redução dos sintomas das enfermidades de alta morbidade e mortalidade entre os caninos. A legislação deve estar conectada com pesquisas e tratamentos médicos que tenham bases sólidas na ciência.

REFERÊNCIAS

1. Bartner LR, McGrath S, Rao S, Hyatt LK, Wittenberg LA. Pharmacokinetics of cannabidiol administered by 3 delivery methods at 2 different dosages to healthy dogs. Can J Vet Res. 2018;82(3):178-83.
2. Campos AC, Ferreira FR, Guimarães FS. Cannabidiol blocks long-lasting behavioral consequences of predator threat stress: possible involvement of 5HT1A receptors. J Psychiatr Res. 2012;46(11):1501-10.
3. Consoroe P, Wolkin A. Cannabidiol - antiepileptic drug comparisons and interactions in experimentally induced seizures in rats. J Pharmacol Exp Ther. 1977;201(1):26-32.
4. De Álava AF. Cannabis de uso medicinal para el tratamiento de dolor crónico de un labrador retriever con osteoartrosis: relato de caso. [Tese]. Montevideo: Universidad de la República; 2019.
5. Gamble LJ, Boesch JM, Frye CW, Schwark WS, Mann S, Wolfe L. Pharmacokinetics, safety, and clinical efficacy of cannabidiol treatment in osteoarthritic dogs. Front Vet Sci. 2018;5:165.
6. Gross C, Ramirez D, Dickinson P, Gustafson D, McRath S. Cannabidiol induces apoptosis and perturbs mitochondrial function in both human and canine glioma cells. FASEB J. 2020;34(S1):1.
7. Hartsel JA, Boyar K, Pham A, et al. Cannabis in veterinary medicine: cannabinoid therapies for animals. In: Gupta RC, Srivastava A, Lall R. Nutraceuticals in veterinary medicine. Gewerbestrasse: Springer Nature Switzerland; 2019.
8. Jones NA, Glyn SE, Akiyama S, Hill TDM, Hill AJ, Weston SE, et al. Cannabidiol exerts anti-convulsant effects in animal models of temporal lobe and partial seizures. Seizure. 2012;21(5):344-52.

9. Karl T, Cheng D, Garner B, Arnold JC. The therapeutic potential of the endocannabinoid system for Alzheimer's disease. Expert opinion on therapeutic targets. 2012;16(4): 407-20.

10. Kogan L, Schoenfeld-Tacher R, Hellyer P, Rishniw M. US Veterinarians' knowledge, experience, and perception regarding the use of cannabidiol for canine medical conditions. Front Vet Sci. 2019;5:338.

11. Samara E, Bialer M, Mechoulam R. Pharmacokinetics of cannabidiol in dogs. Drug metabolism and disposition. 1988;16(3):469-72.

12. Sylantyev S, Jensen TP, Ross RA, Rusakov DA. Cannabinoid-and lysophosphatidylinositol-sensitive receptor GPR55 boosts neurotransmitter release at central synapses. Proc Natl Acad Sci USA. 2013;110(13):5193-8.

13. Verrico CD, Wesson S, Konduri V, Hofferek CJ, Vazquez-Perez J, Blair E, et al. A randomized, double-blind, placebo-controlled study of daily cannabidiol for the treatment of canine osteoarthritis pain. Pain. 2020;161(9):2191-202.

13

Administração e cuidados no uso medicinal da *cannabis* em animais

Quando falamos em terapia com *cannabis* para fins medicinais, como agentes redutores de processos inflamatórios crônicos metabólicos ou patológicos, devemos primeiro selecionar a finalidade do tratamento. Para cada enfermidade existe uma afinidade terapêutica fitocanábica. A concentração do produto também é um ponto que faz toda a diferença no resultado e no feito esperado quando se procura essa terapia. Outro ponto importante é a constituição do produto buscado. Hoje, no mercado, temos várias opções, e dentre elas os produtos que se apresentam com mais tetraidrocanabinol (THC) em sua composição e baixo canabidiol (CBD), temos outros com predominância em CBD com baixo THC, os que possuem CBD isolado ou os sintéticos, que compõem uma nova geração da indústria farmacêutica para entrar no mercado canábico. Diante de tantas opções, devemos buscar sempre as que mais se encaixem aos efeitos desejados, observando o porte e a espécie tratada, sempre com a devida indicação médica veterinária, já que estamos falando de uma terapia medicinal.

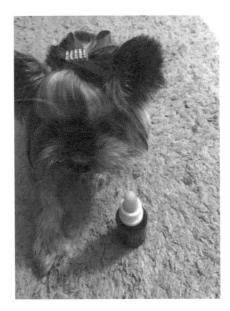

Figura 1 Paciente Yorkshire fêmea, que faz tratamento com extrato a 1% *full spetrum*, rico em canabidiol, para disfunção motora.

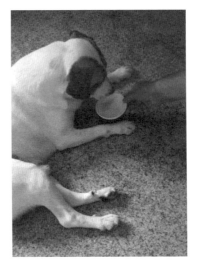

Figura 2 Paciente canino SRD, com sequelas de cinomose, recebendo tintura de *cannabis* a 1%, rica em canabidiol.

Administração e cuidados no uso medicinal da *cannabis* 159

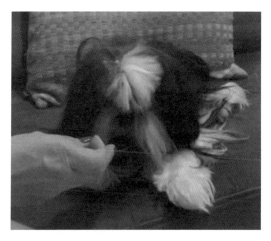

Figura 3 Paciente Shitzu fêmea, *in memoriam*, que apresentava disfunção motora devido à hidrocefalia.

Estamos falando de substâncias com capacidades neuroprotetoras, incluindo as doenças neurodegenerativas e as disfunções cognitivas, além de sua capacidade para reduzir a ansiedade, os distúrbios ósseos e articulares. Para tanto, seu uso pelos médicos-veterinários deverá seguir diretrizes e normas indicativas dependendo da patologia em questão.

Muitos dos tratamentos com produtos *full spectrum* (extrato concentrado contendo vários canabinoides), sem o devido conhecimento de sua composição, são feitos de forma empírica por leigos, sem acompanhamento médico especializado, principalmente para tratamentos contra epilepsia idiopática. Portanto, ressaltamos aos que buscam por essas terapias alternativas para seus animais de estimação que atenção especial deve ser dada às recomendações médicas. Caso essas recomendações não sejam seguidas, esses medicamentos fitoterápicos poderão causar transtornos clínicos indesejáveis, podendo não atingir os efeitos benéficos almejados. Procure um profissional habilitado para esse fim medicinal, e então seu objetivo poderá ser alcançado com êxito.

Esse novo conceito médico-veterinário passou a ter mais destaque quando os resultados começaram a aparecer, as dores foram amenizadas, a velocidade do avanço das doenças foi reduzida, tudo isso observado principalmente pelos tutores de animais, diante dos distúrbios comportamentais, psicológicos e até mesmo das doenças neurodegenerativas.

Grande parte desses extratos oferecidos aos nossos cães domésticos no passado era obtida sem nenhuma procedência confiável. Sua composição e percentual não eram preestabelecidos, sendo adquiridos muitas vezes no mercado ilegal. A importância de conhecer os devidos componentes com suas concentrações corretas nos permite entender a real função de cada substância e compreender seus efeitos no combate à redução dos principais sintomas clínicos provocados pelas patologias, já que estamos fazendo ciência médica canabinoide.

Cada substância fitocanábica desempenha uma função específica no corpo dos animais e dos humanos, modulando os níveis de opioides liberados, assim como os níveis de acetilcolina, serotonina, glutamato, ácido gama-aminobutírico (gaba), dopamina, ocitocina, adrenalina e noradrenalina. Entretanto, é necessário conhe-

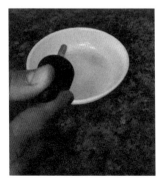

Figura 4 As tinturas de *cannabis* medicinal se apresentam mais fluidas, facilitando seu uso com conta-gotas.

cer a substância que está sendo oferecida para o paciente, até porque o tratamento é medicinal e não empírico.

A terapia será sempre individualizada e direcionada de acordo com os sintomas e necessidades apresentados. Por exemplo, quando utilizamos THC, buscamos aliviar sintomas de demência, crises de ansiedade, estresse, anorexia, náusea, fadiga muscular e ter o controle das dores articulares, neuropáticas e de processos oncológicos, além de buscar auxílio no desmame de substâncias alopáticas. Ao escolher terapias contendo CBD, estamos buscando reduzir crises epilépticas caninas e felinas, convulsões, inflamações crônicas, ansiedade e cólicas intestinais. Também existem situações em que é necessário associar as proporções de THC e CBD em um mesmo produto para atingir um objetivo específico. Testes clínicos comprovam que, ao utilizarmos o THC juntamente com o CBD, comprovamos melhores efeitos terapêuticos, mostrando que há sinergismo entre essas duas moléculas, o que chamamos na medicina canábica de efeito *entourage*.

Proporções de 1:1 dessas substâncias atuam fortemente em dores neuropáticas na coluna vertebral, quando existe necessidade de reduzir as dores fantasma de membros previamente amputados, nos casos de insônia por senilidade canina, em casos específicos de náuseas, em algumas doenças autoimunes, como lúpus, disfunções de comportamento, e em casos de animais hiperativos, controlando o cérebro dos efeitos excitatórios. Outras substâncias, como o canabigerol (CBN), vêm sendo muito empregadas em algumas doenças autoimunes específicas, como artrite reumatoide canina, e em artrites provocadas pela leishmaniose canina.

A classificação dos extratos oferecidos por via oral para cães e gatos se apresenta em fluidos tinturados e oleosos. O veículo à base de tintura é mais fluido e diluído, enquanto à base oleosa, no óleo de coco ou azeite, apresenta-se mais espesso e mais concentrado. Os conhecidos como *full spectrum* são extratos contendo todos os canabinoides, incluindo tetraidrocanabinol (THC), canabidiol (CBD), canabinol (CBN), canabigerol (CBG), canabitriol (CBT), canabinodiol (CBND), canabielsoin (CBE), canabiciclol (CBL), canabicromeno (CBC), ácidos graxos, esteroides, sacarídeos, hidrocarbonetos, álcoois, aldeídos, aminas, aminoácidos, glicoproteínas, flavonoides e terpenos, entre outros. Quando buscamos um produto isolado de CBD, buscamos um extrato isolado rico em CBD, sem outros canabinoides ou compostos à base de terpenos e flavonoides. Diferentemente dos *broad spectrum*, que contêm todos os canabinoides do *full spectrum*, menos o THC. Nesses extratos encontramos também todas as outras substâncias não canabinoides, incluindo os flavonoides e os terpenos.

As terapias mistas, *broad spectrum*, extraídas de espécies predominantes de CBD, e baixíssimas de THC, em torno de 0,3%, são as mais procuradas pelos médicos-veterinários e pelos médicos de humanos, pois essas concentrações são incapazes de promover efeitos psicotrópicos, e a combinação, também traz excelentes resultados clínicos.

Os tratamentos inversos, com óleos extraídos de espécies com predominância de THC, em relação a outros canabinoides, são os mais reprimidos pelos órgãos fiscalizadores, mas o que todos precisam saber é que a utilização desses extratos tem fins medicinais. Precisamos esclarecer para a sociedade civil, para o poder legislativo, para o poder judiciário e para os políticos, que nossos pacientes de quatro patas necessitam e têm o direito de serem tratados, por médicos-veterinários habilitados. É preciso buscar ferramentas para fiscalizar seu uso, e não proibir o acesso a essas substâncias que tanto ajudam a reduzir as dores crônicas dos nossos pacientes do reino animal.

As terapias com CBD isolado vêm sendo colocadas em discussão devido a seu isolamento dos outros canabinoides, perdendo o efeito associativo na tentativa de fugir dos efeitos psicotrópicos do

Administração e cuidados no uso medicinal da *cannabis* **163**

THC e ao mesmo tempo fugir dos preconceitos sociais e jurídicos nacionais.

O resultado da extração e do isolamento do chamado "puro" canabidiol que a indústria conseguiu produzir ainda apresenta pequeníssimas quantidades de outros canabinoides em sua composição, inclusive THC, em concentrações máximas de 0,3%, liberadas pelas agências reguladoras para a indústria e o comércio.

A posologia para pacientes com crises de ansiedade, utilizando CBD isolado, poderá ser em torno de 5 mg/kg de peso vivo, 1 ou 2 vezes ao dia, até reduzir as crises. A seguir, exemplos práticos.

PRODUTO A 1% DE CANABIDIOL ISOLADO (TINTURADO)

Caso 1

Se um paciente de 5 kg de peso vivo precisa da terapia canabinoide para tratar ansiedade, e temos nas mãos um produto importado, contendo 1% da concentração do CBD isolado, faremos da seguinte forma: ter um produto a 1% é o mesmo que dizer que são 10 mg do produto para cada 1 mL, ou seja, para cada 10 mg do ativo são necessárias 20 gotas do produto. Como estamos utilizando o ativo para terapia ansiolítica, a dose máxima seria 5 mg/kg de peso do paciente. Então, para esse animal de 5 kg, podemos utilizar a dose máxima de 25 mg do ativo no total. Para saber quantas gotas necessitamos oferecer, faremos os seguintes cálculos:

$$1\% = 10 \text{ mg} - \text{mL} = 10 \text{ mg} - 20 \text{ gotas}$$
$$25 \text{ mg} - x$$

- Resultado: o paciente precisaria de 50 gotas do produto tinturado a 1%, sabendo que essa seria a dose máxima e que toda terapia canabinoide deve obedecer sempre às doses mais baixas,

164 *Cannabis* medicinal para cães e gatos

até atingir o *status* clínico desejado. Toda biologia responde de forma individual, e a terapêutica canabinoide não é diferente. Varia inclusive de acordo com a patologia e com a raça envolvida.

Caso 2

Outro exemplo, utilizando o mesmo paciente, e com o mesmo objetivo ansiolítico: vamos ver quantas gotas precisamos oferecer se utilizarmos uma tintura de CBD isolado a 3%.

$$3\% = 30 \text{ mg} - \text{mL} = 30 \text{ mg} - 20 \text{ gotas}$$
$$25 \text{ mg} - \text{x}$$

- Resultado: o paciente precisaria de 16,6 gotas do produto tintura a 3%. Lembrando que 16,6 gotas seria a dose máxima do produto a 3% de concentração, se o paciente necessitasse da dose máxima. Como dito anteriormente, poucos são os pacientes que necessitam receber doses máximas desses ativos canábicos. Muito se resolve, na terapêutica desejada, utilizando apenas 20% da posologia máxima.

Alcançados os objetivos terapêuticos, durante a fase da neuromodulação canábica, a posologia poderá ser reduzida gradativamente até a obtenção neuroclínica desejada, tanto em cães como em felinos domésticos.

Nos tratamentos de dores crônicas, com CBD isolado, poderão ser ministradas doses iniciais de 0,5 a 2 mg/kg, podendo ser administradas a cada 12 horas durante o dia, até que os sinais clínicos de dor crônica sejam amenizados.

Administração e cuidados no uso medicinal da *cannabis* **165**

Caso 3

Vamos exemplificar com mais um caso prático, e dessa vez utilizando um paciente de porte grande, com 50 kg de peso vivo e sofrendo com dores crônicas há mais de 6 meses. Utilizando os mesmos produtos isolados importados para fins de exemplificação, temos os seguintes resultados de doses para esse paciente: se o produto tiver uma concentração de 15% do princípio ativo em sua composição, quantas gotas seriam necessárias para esse paciente, sabendo que utilizaremos doses máximas nesse caso tão emergencial? Como o paciente tem 50 kg e a dose utilizada, nesse caso, seria de 2 mg/kg, precisaremos de 100 mg do princípio ativo para combater a dor crônica dele.

$$15\% = 150 \text{ mg} - \text{mL} = 150 \text{ mg} - 20 \text{ gotas}$$
$$100 \text{ mg} - x$$

- Resultado: nesse caso, utilizando as doses máximas como base de cálculo, o paciente necessitaria de 13,3 gotas do produto tinturado, a 15%, a cada 12 horas.

Caso 4

Em animais mais pesados, o ideal seria utilizar produtos mais concentrados, para evitar excessos e evitar gastos terapêuticos, já que essa modalidade ainda tem preços elevados no mercado. Nesses casos, utilizando um produto a 30%, contendo CBD isolado, de quantas gotas necessitaríamos para esse paciente em questão?

$$30\% = 300 \text{ mg} - \text{mL} = 300 \text{ mg} - 20 \text{ gotas}$$
$$100 \text{ mg} - x$$

166 *Cannabis* medicinal para cães e gatos

- Resultado: o paciente em questão, utilizando um produto mais concentrado, necessitaria de apenas 6,6 gotas do produto. Como sabemos, sempre iniciamos com as doses mais baixas possíveis, até atingirmos a dose desejada no controle da dor.

Caso 5

Nos casos de pacientes com crise epiléticas, as doses poderão ser bem superiores, chegando a 8 mg/kg e podendo ir até 10 mg/kg, caso persistam os sintomas. Um paciente de médio porte, com 15 kg de peso vivo, necessitará de uma dose máxima da substância, que varia de 120 a 150 mg. Partindo desse exemplo, seguimos com um produto, também tinturado a 10% de CBD isolado: gostaríamos de saber quantas gotas esse animal de 15 kg necessitaria tomar para sanar as crises epiléticas.

$$10\% = 100 \text{ mg} - \text{mL} = 100 \text{ mg} - 20 \text{ gotas}$$
$$120 \text{ mg} - x$$

- Resultado: necessitando de 120 mg do princípio ativo ou substância canabinoide, ele precisaria de 24 gotas do produto tinturado a 10%. Se fosse necessário utilizar 150 mg, a quantidade de gotas subiria para 30.

Lembrando que a recomendação para iniciar o tratamento com *cannabis* deverá sempre seguir protocolos com doses iniciais baixas até chegar às doses mais elevadas.

Caso 6

Um labrador pesando em torno de 35 kg que está fazendo uso de CBD isolado para tratar dores neuropáticas na coluna vertebral em região cervicotorácica utiliza doses iniciais de 0,5 mg/kg de peso vivo, o que daria uma dose inicial de 17,5 mg a cada 12 horas, podendo chegar a ser ampliada, caso os sintomas não passem, subindo para 1 mg/kg, até atingir a dose final de 2 mg/kg, 2 vezes ao dia. À medida que os ajustes forem sendo feitos, de acordo com os sintomas da doença, o acréscimo poderá acontecer semanalmente, de acordo com o acompanhamento médico das reduções sintomatológicas.

14

Trâmites legais para prescrição da *cannabis* para cães e gatos

Para que possamos seguir os trâmites legais no intuito de prescrever *cannabis* medicinal para os cães, precisamos entrar com petição judicial informando a indicação médica para o uso desse produto, anexando o relatório do profissional médico-veterinário que indique que o paciente necessita dessa terapia e ressaltando que já foram tentados todos os medicamentosos existentes. É necessário também informar sobre a importação (origem) do produto fitoterápico, com a receita informando a devida composição canábica, se com presença de tetraidrocanabinol (THC) ou não.

Diferentemente do procedimento adotado pela Agência Nacional de Vigilância Sanitária (Anvisa), que regula a atuação do médico humano e tem sua posição perante a *cannabis*, não há um posicionamento legal do Ministério da Agricultura, órgão que fiscaliza a atuação do médico-veterinário, nem do Conselho Federal de Medicina Veterinária considerando a necessidade e os avanços na ciência canábica. A Anvisa exige um laudo médico para que os profissionais possam tratar seus pacientes. Para que o médico siga sua prescrição canábica, e para facilitar sua auditoria, a Anvisa exige que esse profissional envie a prescrição do produto, de forma detalhada, informando a concentração, a via de administração e a quan-

168

tidade a ser utilizada em determinado período, além de uma declaração de responsabilidade emitida pelo próprio consumidor da substância canábica.

Por um lado, as medicinas avançam de forma paralela, e as justificativas terapêuticas andam lado a lado, cada vez mais preocupadas com seus pacientes; por outro, os órgãos regulamentadores não respondem a esse avanço em relação ao uso da *cannabis* medicinal, principalmente partindo da atual situação do canabidiol (CBD), que transitou da lista de entorpecentes para a lista C1, enquadrando-se, desse modo, como substância livre de psicotropia, o que permitiria seu uso de acordo com a Resolução da Diretoria Colegiada (RDC) n. 3, de 26 de janeiro de 2015, elaborada pela Anvisa nos moldes regulamentares. Até os dias atuais há um descompasso do Ministério da Agricultura quando o assunto é *cannabis* medicinal veterinária.

No Brasil existem poucas opções no mercado interno para conseguir o extrato da erva de forma legal. Um caminho é a importação de produtos contendo fitocanabinoides de forma isolada, com baixo THC em sua composição (0,2% no máximo).

Uma solução para os prescritores médicos-veterinários da *cannabis* evitarem problemas jurídicos foi a criação da Abrace Esperança, em 2017, na cidade de João Pessoa – PB, com o principal intuito de ajudar crianças com variadas doenças neurodegenerativas, autismo, anencefalia, microencefalia, entre outras patologias em adultos, como fibromialgia, artrite reumatoide, esclerose múltipla e Parkinson. Essa instituição sem fins lucrativos recebeu da justiça a liberação legal para cultivar e produzir óleo rico em CBD e baixo THC, sendo a primeira do Brasil com esse direito e mérito.

A Abrace Esperança abriu as portas também para os animais de estimação, permitindo aos médicos-veterinários prescreverem *cannabis* medicinal *broad spectrum* de forma legalizada, com toda a cobertura jurídica necessária. Para que isso aconteça, o tutor, via internet, faz um cadastro com dados pessoais, paga uma taxa anual e entrega a declaração do médico do seu animal com a indicação canábica e a receita contendo a concentração do produto. Após esse cadastro e os documentos solicitados, o processo segue para aprovação do comitê interno. Sendo aprovado, o dono do animal poderá adquirir o produto por um preço mais justo, dependendo da concentração necessitada.

Em Holambra, interior do estado de São Paulo, uma companhia conseguiu a liberação, desde fevereiro de 2020, para plantar o cânhamo com pretensões de colheita para agosto do mesmo ano. As sementes de cânhamo liberadas para cultivo possuem baixo teor de THC na composição, e sua importação do Canadá, dos EUA e da Holanda deverá seguir todos os protocolos regulados pelo Ministério da Agricultura e pela agência reguladora, assim como sua comercialização. O principal intuito é atender a indústria farmacêutica brasileira.

Entre os produtos importados, os mais acessados são Hempmeds, Hempflex, Revivid Sport tincture, Epifractan e Greenmed extrato CBD. Esses produtos apresentam inúmeras concentrações e preços, todos com baixo THC e alta concentração de CBD.

15

Considerações finais: medicina canabinoide nas universidades

O conhecimento profundo em neurobiologia canina e felina é de fundamental importância para o médico-veterinário que vai iniciar seus estudos em *cannabis* medicinal nessas espécies, como alternativa terapêutica nas áreas da oncologia, ortopedia, neurologia, metabologia e neurociência. As diferenças anatômicas e fisiológicas dessas espécies, podem interferir diretamente nos efeitos e resultados da terapêutica fitocanábica. Médicos de cães e gatos domésticos precisam compreender a ciência cerebral e as diversidades que envolvem esses animais. O funcionamento do cérebro varia com as raças, espécies e portes e devem ser levados em consideração, principalmente quando precisamos implantar qualquer terapia envolvendo o sistema nervoso central (SNC) e periférico. Assim como o número de neurônios, de mitocôndrias, de células gliais, de neurotransmissores, e de hormônios, pois essas substâncias e estruturas interferem direta e indiretamente na terapêutica dos fitocanabinoides, além dos hábitos alimentares e dos próprios hábitos sociais desses seres.

Raças de cães que apresentam maior número de células gliais em seu cérebro, como os Poodles e os Border Collies, podem apresentar maiores potencializações terapêuticas, quando comparadas a outras raças. Eles, teoricamente, são mais sensíveis a estímulos neurobioquímicos. Isso se deve a uma maior otimização cerebral receptiva, ou seja, quanto maior é o número de células, principalmente gliais em seus cérebros maior será sua inteligência e maior será sua ligação aos ativos terapêuticos fitocanabinoides, com consequentes sinalizações neuronais. Portanto, é necessário muito cuidado quando utilizarmos terapias neuronais em pacientes muito inteligentes, para evitar estímulos excessivos. Essa teoria vale para todos os animais com Qi alto e que necessitam de uma terapia química antiepilética e ansiolítica, por exemplo. Todo prescritor de *cannabis* medicinal para cães e gatos necessita entender da ciência, da biologia e da bioquímica do cérebro. Os felinos, por exemplo, além de sabermos que são animais com menor número de neurônios e de tecidos gliais em seu cérebro, comparado com os cães, são animais com menor capacidade conjugadora de químicos, em seu fígado, pela deficiência das enzimas glucoronil transferase, informação essencial para evitar que os fitocanábicos se tornem vilões, numa terapia canabinoide em felinos.

O mesmo vale para filhotes, pois o sistema endocanabinoide desses animais estão em pleno neurodesenvolvimento, ou seja, em plena sinalização modulatória canabinoide. Daí se faz necessário saber que, nesta época de neurodesenvolvimento biológico, doses excessivas e frequentes de fitocanabinoides devem ser evitadas, para não danificar o SNC em formação funcional. É necessário iniciar sempre com doses baixas desses fitocanabinoides, associados à terapias adjuvantes, como ácidos graxos, substâncias antioxidantes, vitaminas, minerais e alimentos que menos inflamam o organismo, com o intuito de atingir o objetivo terapêutico.

Animais que comem rações industrializadas e alimentos contendo excesso de carboidrato, como arroz, batata, mandioca, abobrinha, milho, trigo, soja e frutas, apresentam um cérebro em alto funcionamento devido aos estímulos energéticos utilizados. A rota

Considerações finais: medicina canabinoide nas universidades **173**

metabólica energética das dietas glicogênicas produz maior número de metabólitos, incluindo ácidos láticos, o que permite uma maior acidificação do organismo, diminuindo o pH do corpo. A inflamação crônica, gerada pelos alimentos, é uma das principais causas de doenças primárias e secundárias que afetam nossos animais domésticos. Desde diabetes, artrite, artrose, obesidade, pressão alta, infecções recorrentes, câncer, doenças autoimunes e principalmente as inflamatórias do SNC.

O pH do corpo quando baixo, cronicamente, permite um maior sequestro de minerais do esqueleto, a fim de tamponar o pH do ambiente interno do organismo, com a ideia de mantê-lo alcalino. Esse sequestro mineral, gera um desbalanço das substâncias inorgânicas do corpo, o que pode favorecer a formação de urólitos nas vesicais biliares, urinárias, rins e dentes, formando o que chamamos de cálculos dentários. A utilização, em maior parte, dessa via energética, rica em carboidratos, causa vários danos, a longo prazo, ao organismo dos animais e dos humanos. O excesso de açúcar na dieta permite também uma redução da imunidade devido ao excesso de cortisol gerado, impedindo a conversão da T4 em T3, por inibição enzimática, causando possíveis bradicardias, infecções recorrentes e distúrbios gastrointestinais, a longo prazo. Crianças e animais com dietas ricas em carboidratos, tornam-se muito agitadas e hiperativas. Todas essas informações são de máxima importância quando precisamos controlar a ansiedade, o excessivo estímulo cerebral, incluindo hiperatividade, convulsões e o controle das dores crônicas. Excesso do neurotransmissor glutamato, sintetizado pelo alto consumo de carboidrato, poderá acelerar a função cerebral, nesses momentos em que necessitamos controlar e modular. Nenhum organismo necessita de excesso de açúcar e sim de ATP, adenosina trifosfato, produzida pelas mitocôndrias.

Muitos avanços científicos ainda estão por vim e com eles muitas descobertas e quebra de paradigmas em relação a medicina canabinoide. A importância da canabinologia nas escolas, nos cursos e nos centros universitários como uma necessidade de aprofundarmos os conhecimentos sobre o cérebro e tudo o que ele sintetiza, modula e controla. A produção de hormônios, o controle da dor, a regulação imunológica, a neuroproteção, a neuromodulação, e o controle neurodegenerativo é um pouco do que representa o cérebro e suas funções, incluindo todo um sistema endocanabinoide, distribuído por todo o SNC e também periférico. A medicina canábica tem muito a nos ensinar. Precisamos de menos preconceito e de mais oportunidade para mostrar que essas substâncias fitocanábicas são recepcionadas por células, tecidos e imprimem uma verdadeira modulação bioquímica no organismo, partindo de um sinal retrógrado e constante, dentro do cérebro e fora dele.

O preconceito é o nosso maior desafio. Muitos médicos já compreenderam os reais benefícios dessa medicina, todavia esbarram em políticas e leis que reprimem o que a natureza fornece. Precisamos acabar com todos os preconceitos que rodeiam a *cannabis* medicinal. Precisamos entender que mesmo nos grandes centros de pesquisa em neurociência, neurobiologia e neurofisiologia, envolvendo *cannabis* medicinal, encontramos muitas barreiras jurídicas e administrativas. A dificuldade em desenvolver mais artigos e estudos randomizados duplo-cego, principalmente no Brasil, envolvendo ativos como o tetrahidrocanabinol (THC), é muita grande, devido às políticas proibitivas, contra a fitoterapia envolvendo a *cannabis*. A ciência dentro das universidades precisa ser respeitada. A liberdade do pesquisador não pode ser perseguida por políticos, por juízes, ou pela sociedade preconceituosa, sem conhecimento profundo dos benefícios dessas ervas para a saúde humana e animal.

Devemos ressaltar os herbalistas, as associações, as sociedades e fóruns, em especial ao Delta 9, pela luta em defesa da *cannabis*. Agradecer o trabalho do professor Raphael Mechoulam, do professor emérito da Universidade Federal de São Paulo (Unifesp) e da Escola Paulista de Medicina (EPM/Unifesp) Elisaldo Carlini, por todo conhecimento e militância em prol da *cannabis* medicinal. Agradecer ao padre Ticão por todas as suas palavras de apoio à legalização, aos professores do Instituto Cérebro da UFRN, em especial o professor Sidarta Ribeiro e o professor Claudio Queiroz, pelos ensinamentos e pela luta em defesa do conceito fitocanábico. Agradecer também aos médicos-veterinários, em especial aos neuroclínicos e clínicos gerais, que descobriram a verdadeira essência da medicina canábica no Brasil e no Mundo, diante de muitas batalhas e barreiras profissionais. Que toda esta luta se transforme em história e que nossos sucessores usufruam desses conceitos e ciência que a natureza nos presenteou.

Índice remissivo

2-aracdonoil glicerol (2-AG) 36

A

ácido
- alfa-linolênico (ômega-3) 142
- linoleico (ômega-6) 142

adenosina (A2) 82

alimentação industrializada 129

anandamida 35

angiogênese 108

ansiolítico natural 9

astrócitos 42, 43, 44
- fibrosos 45
- protoplasmáticos 45

autofagia celular 109

B

barbitúricos 96

biossíntese dos endocanabinoides 61

C

câmeras de Neubauer 21

canabiciclol (CBL) 161

canabicromeno (CBC) 161

canabidiol (CBD) 62, 80, 111, 156, 161

canabielsoin (CBE) 161

canabigerol (CBG) 38, 111, 151, 161

canabinodiol (CBND) 161

canabinol (CBN) 111, 161

canabitriol (CBT) 161

cânhamo 141

cannabis
- endógena 17
- exógena 17
- medicinal 1

carbamazepínicos 99

carboidratos 129

castração 129

células
- autofágicas 108
- de Shawn 48, 49
- gliais 42, 43, 48, 50, 55, 61

circuitos emocionais 72

colecalciferol (vitamina D3) 112, 124

conexões bioquímicas 28
coronavírus 125
    entérico felino (FECV) 126
covid-19 112
crises
    convulsivas 90
    epiléticas 107, 133

D

deficiência de enzimas hepáticas 62
dieta(s)
    cetogênica 132
    glicogênicas 138
    industrializadas 133
    paleolíticas 138
disfunções cognitivas 158
doenças
    crônicas autoimunes intestinais 72
    neurodegenerativas 5, 158
    osteoarticulares 151
dor crônica 79
dose letal 9
drogas benzodiazepínicas 98

E

efeito(s)
    entourage 160
    alucinógenos 6
endocanabinoides 1, 17
equilíbrio neurometabólico 63
etanolamina O-araquidonoil 36
éter glicerol 2-araquidonoil (Noladina) 36
extrato *full espectro* 12

F

fenobarbital 96

fisiologia do sistema endocanabinoide fitocanabinoide 149
fitocanabinoides 1, 17
flavonoides 142
fracionamento isotrópico 21

G

gaba 80
glioblastoma 151
glutamato 80, 90

H

hidantoínas 99
hormônio D 104

I

indústria farmacêutica brasileira 169
inflamação metabólica 129
ingestão acidental 8

L

liberação quimiotáxica 108

M

metabolismo dermatológico 69
micróglias 46
monoterapias convencionais 84
mudanças bioquímicas 79

N

neurociência 1, 2, 11
    da *cannabis* 24
neuromodulador do funcionamento cerebral 30
neurotransmissores glutamatérgicos 80

178 Cannabis medicinal para cães e gatos

inibitórios 80

O

oligodendrócitos 48, 49
osteoartrite 68, 72, 87, 153

P

percepção neurobiológica 51
peritonite infecciosa felina (PIF)
126
potencial mercadológico 140
pressão intracraniana (PIC) 91
processos inflamatórios crônicos
metabólicos 156
produtos *full spectrum* 158
psicotropia 168

R

ração industrializada 65, 137
receptores
canabinoides I e II 69
CBD
tipo I (CB1) 24, 39
tipo II (CB2) 24
serotoninérgicos (5HT1A) 82
rede do SEC 14

S

SARS-CoV-2 123
sementes de cânhamo 142, 143

sequestro mineral 66
sistema
endocanabinoide (SEC) 9, 16,
30, 42, 74, 99, 114, 129, 146
endocanabinólico 57
substâncias inorgânicas 66

T

tecido glial 50, 51
terapêutica fitocanábica 156
terapia(s)
antiepiléticas 98
canabinoide 57
convencionais oncológicas
107
terpenos 142
tetraidrocanabinol (THC) 5, 36,
62, 80, 111, 156, 161
tetraidrocanabivarina (THCV)
38
tipo II e red 39
tratamento(s)
antiepilético 95
tradicionais anticonvulsivos e
antiepiléticos 98
traumatismo cranioencefálico
agudo 91

V

vitamina D3 105